Sistem Indonesia Diagnosis Related Groups

I Putu Weda Kresna Witana

Published by Global Medical Research, 2025.

SISTEM INDONESIA DIAGNOSIS RELATED GROUPS

First edition. August 8, 2025.

ISBN: 979-8232672942

Written by I Putu Weda Kresna Witana.

Daftar Isi

Kata Pengantar

Puji syukur ke hadirat Tuhan Yang Maha Esa atas rahmat dan karunia-Nya sehingga penulis dapat menyelesaikan penyusunan buku berjudul *Sistem Indonesia Diagnosis Related Groups*. Karya ini disusun sebagai upaya memberikan pemahaman yang lebih komprehensif mengenai sistem pengelolaan klaim berbasis INA-DRG atau yang di Indonesia dikenal dengan nama INA-CBGs, mulai dari konsep dasar, proses, hingga implikasinya dalam manajemen informasi kesehatan.

Pembahasan dalam karya ini mengintegrasikan berbagai aspek penting, mulai dari landasan klasifikasi dan kodefikasi diagnosis maupun prosedur medis, proses grouping yang menentukan tarif klaim, hingga keterkaitannya dengan mutu rekam medis dan ketepatan kode. Selain itu, karya ini juga menguraikan alur klaim berbasis output, variabel-variabel yang mempengaruhi grouping, serta hubungan erat antara praktik klinis yang terdokumentasi, pengkodean medis, dan manajemen data kesehatan.

Penulis menyadari bahwa efektivitas penerapan INA-DRG tidak hanya bergantung pada kecanggihan sistem perangkat lunak atau ketepatan algoritma grouping semata, tetapi juga pada koordinasi lintas fungsi antara tenaga medis, perekam medis, manajemen rumah sakit, serta pihak pengelola jaminan kesehatan. Oleh karena itu, karya ini diharapkan dapat memberikan kontribusi nyata dalam meningkatkan pemahaman, kualitas dokumentasi, serta efisiensi proses klaim di fasilitas pelayanan kesehatan.

Ucapan terima kasih penulis sampaikan kepada semua pihak yang telah memberikan dukungan, masukan, serta referensi dalam penyusunan karya ini. Besar harapan penulis, karya ini dapat menjadi rujukan yang bermanfaat bagi tenaga kesehatan, manajer rekam medis, mahasiswa, serta pihak-pihak lain yang berkepentingan dalam mengoptimalkan sistem pembiayaan pelayanan kesehatan di Indonesia.

Akhir kata, penulis menyadari bahwa karya ini masih memiliki keterbatasan. Oleh karena itu, kritik dan saran yang membangun sangat diharapkan demi penyempurnaan karya ini di masa mendatang.

Bali, Indonesia

I Putu Weda Kresna Witana, S.MIK., MOS., CRMP®., CPMP™., APRM™., Dipl. PM

Sejarah Pengembangan dan Implementasi INA-DRG

Sistem Indonesia Diagnosis Related Groups (INA-DRG) merupakan upaya reformasi pembiayaan pelayanan kesehatan yang dimulai pada pertengahan tahun 2000-an sebagai respons terhadap kebutuhan sistem pembayaran yang lebih efisien dan transparan. Sistem ini dikembangkan oleh tim dari Fakultas Kesehatan Masyarakat Universitas Indonesia dengan mengadaptasi model Australian Refined DRG (AR-DRG) dan mulai diujicobakan sejak tahun 2006[i]. Tujuan utama pengembangan INA-DRG adalah untuk menggantikan sistem fee-for-service yang dianggap boros dan tidak efisien dengan sistem berbasis paket yang mengelompokkan pelayanan rumah sakit berdasarkan diagnosis utama, komorbiditas, komplikasi, prosedur medis, dan faktor lain yang mempengaruhi beban biaya.

Pada tanggal 1 September 2008, INA-DRG mulai diimplementasikan secara terbatas pada 15 rumah sakit vertikal yang tergabung dalam program Jaminan Kesehatan Masyarakat (Jamkesmas). Program ini kemudian diperluas menjadi sistem pembayaran standar di seluruh rumah sakit peserta Jamkesmas pada awal tahun 2009. Namun, pada tahun 2010, sistem ini berganti nama menjadi INA-Case Based Groups (INA-CBG) seiring dengan penggantian sistem grouper dari perangkat lunak milik 3M menjadi sistem terbuka yang dikenal dengan UNU-DRG Grouper[ii]. Hal ini juga disertai dengan pembaruan dalam struktur pengelompokan dan penyusunan tarif yang lebih sesuai dengan kondisi pelayanan kesehatan di Indonesia.

Reformasi sistem berlanjut dengan peluncuran program Jaminan Kesehatan Nasional (JKN) pada tahun 2014, di mana INA-CBG dijadikan sebagai sistem pembayaran utama oleh BPJS Kesehatan. Pemerintah menetapkan tarif INA-CBG berdasarkan Peraturan Menteri Kesehatan dengan klasifikasi berdasarkan tipe rumah sakit dan kelas pelayanan. Struktur tarif tersebut mencakup lebih dari 1.000 kelompok tarif untuk rawat inap dan rawat jalan, yang dikaitkan langsung dengan kode diagnosis ICD-10 dan tindakan medis ICD-9-CM. Meskipun sistem ini memberikan kerangka kerja standar bagi pembayaran layanan, evaluasi awal menunjukkan adanya ketidaksesuaian antara biaya riil pelayanan medis dengan tarif INA-DRG. Sebagai contoh, studi pada RSUP Dr. Mohammad Hoesin Palembang mengungkapkan bahwa sebagian besar tindakan medis operatif memiliki biaya yang melebihi tarif yang ditetapkan, dengan angka ketidaksesuaian mencapai 98,6%[iii].

Untuk menjawab tantangan tersebut dan dalam rangka menjaga keberlanjutan sistem JKN, BPJS Kesehatan pada tahun 2018 memulai uji coba sistem pembayaran campuran (mixed method) yang menggabungkan sistem INA-CBG dengan pendekatan global budget. Uji coba ini dilakukan di lima kabupaten dan mencakup 30 rumah sakit sebagai bagian dari proyek percontohan. Studi awal terhadap implementasi sistem ini menunjukkan bahwa penggunaan metode campuran dapat meningkatkan akurasi prediksi anggaran serta memperbaiki efisiensi distribusi layanan, terutama pada daerah dengan rujukan berjenjang dan keterbatasan fasilitas kesehatan tingkat lanjut.

Kendati demikian, berbagai tantangan teknis dan manajerial tetap dihadapi dalam implementasi INA-CBG, seperti kualitas dokumentasi medis yang rendah, kurangnya pelatihan koder profesional, dan lemahnya penerapan clinical pathway. Di beberapa rumah sakit, misalnya RSUD Panti Waluya Surakarta, ditemukan bahwa rata-rata lama rawat inap dan biaya pelayanan lebih tinggi dari standar tarif INA-CBG, terutama pada kasus neurologis seperti stroke non-hemoragik[iv]. Temuan ini menekankan pentingnya evaluasi berkelanjutan terhadap efisiensi sistem serta perlunya kebijakan penyesuaian tarif yang dinamis berdasarkan profil epidemiologi dan kebutuhan sumber daya rumah sakit.

Secara keseluruhan, sejarah pengembangan INA-DRG hingga menjadi INA-CBG menggambarkan transformasi besar dalam pembiayaan layanan kesehatan Indonesia menuju sistem yang lebih terstruktur dan prediktif. Namun, efektivitas sistem ini sangat bergantung pada akurasi pengkodean, kepatuhan terhadap standar pelayanan, dan pemanfaatan data sebagai dasar evaluasi serta perbaikan kebijakan secara berkelanjutan.

Pembiayaan Kesehatan dan Perbandingan Metode Pembayaran Rumah Sakit pada Sistem JKN

Sistem pembiayaan kesehatan memainkan peran yang sangat penting dalam pelaksanaan Jaminan Kesehatan Nasional (JKN). Tujuan utama pembiayaan kesehatan mencakup dorongan terhadap peningkatan mutu layanan, orientasi pada pasien, efisiensi, serta penghindaran pemberian imbalan kepada penyedia yang melakukan *overtreatment*, *undertreatment*, atau *adverse events*[v]. Dengan penerapan metode pembiayaan yang tepat, diharapkan tujuan-tujuan tersebut dapat tercapai. Secara garis besar, terdapat dua pendekatan dalam metode pembayaran rumah sakit: retrospektif dan prospektif. Metode retrospektif, seperti *Fee-For-Service* (FFS), menetapkan pembayaran berdasarkan jumlah layanan yang diberikan semakin banyak layanan, semakin besar biaya yang ditagih. Sebaliknya, metode prospektif menetapkan besaran pembayaran di muka, seperti dalam sistem *global budget*, *per diem*, kapitasi, atau *case-based payments*, sehingga biaya pelayanan telah diketahui sebelum pelayanan diberikan[vi]. Meskipun masing-masing sistem memiliki keunggulan, keduanya tidak sempurna dan memiliki tantangan tersendiri dalam kendali biaya, kualitas, dan manajemen operasional.

Metode Pembayaran: Retrospektif (FFS)

Kelebihan:

- Mendorong penyedia untuk memberikan lebih banyak layanan.
- Fleksibel untuk variasi kebutuhan pasien.
- Cocok untuk kasus dengan ketidakpastian tinggi.

Kekurangan:

- Berpotensi memicu *overtreatment*.
- Meningkatkan biaya keseluruhan layanan.
- Tidak mendorong efisiensi.

Metode Pembayaran: Prospektif (Global Budget, Per Diem, Kapitasi, Case-Based)

Kelebihan:

- Mendorong efisiensi biaya.
- Prediktabilitas anggaran lebih baik.
- Mengurangi insentif untuk *overtreatment.*

Kekurangan:

- Risiko *undertreatment.*
- Kualitas layanan dapat menurun jika pengawasan lemah.
- Tidak selalu fleksibel untuk kasus kompleks atau darurat.

Pilihan sistem pembiayaan tergantung pada kebutuhan dan tujuan dari implementasi pembayaran kesehatan tersebut. Sistem pembiayaan prospektif menjadi pilihan karena :

1. Dapat mengendalikan biaya kesehatan.
2. Mendorong pelayanan kesehatan tetap bermutu sesuai standar.
3. Membatas pelayanan kesehatan yang tidak diperlukan berlebihan atau *under use.*
4. Mempermudah administrasi klaim - mendorong provider untuk melakukan *cost containment.*

Di Indonesia, metode pembayaran prospektif dikenal dengan Casemix (*case based payment*) dan sudah diterapkan sejak Tahun 2008 sebagai metode pembayaran pada program Jaminan Kesehatan Masyarakat (Jamkesmas). Sistem casemix adalah pengelompokan diagnosis dan prosedur dengan mengacu pada ciri klinis yang mirip/ sama dan penggunaan sumber daya/biaya perawatan yang mirip/sama, pengelompokan dilakukan dengan menggunakan software grouper. Sistem casemix saat ini banyak digunakan sebagai dasar sistem pembayaran kesehatan di negara-negara maju dan sedang dikembangkan di negara-negara berkembang.

Dalam implementasi Jaminan Kesehatan Nasional (JKN) telah diatur pola pembayaran kepada fasilitas kesehatan tingkat lanjutan adalah dengan INA-CBGs sesuai dengan Peraturan Presiden Nomor 12 Tahun 2013 tentang Jaminan Kesehatan sebagaimana telah diubah dengan Peraturan Presiden Nomor 111 Tahun 2013. Untuk tarif yang berlaku pada 1 Januari 2014, telah dilakukan penyesuaian dari tarif INA-CBG Jamkesmas dan telah ditetapkan dalam Peraturan Menteri Kesehatan Nomor 69 Tahun 2013 tentang Standar Tarif Pelayanan Kesehatan pada Fasilitas Kesehatan Tingkat Pertama dan Fasilitas Kesehatan Tingkat Lanjutan dalam penyelenggaraan Jaminan Kesehatan [vii].

Sistem casemix pertama kali dikembangkan di Indonesia pada Tahun 2006 dengan nama INA-DRG (Indonesia- Diagnosis Related Group). Implementasi pembayaran dengan INA-DRG dimulai pada 1 September 2008 pada 15 rumah sakit vertikal, dan pada 1 Januari 2009 diperluas pada seluruh rumah sakit yang bekerja sama untuk program Jamkesmas. Pada tanggal 31 September 2010 dilakukan perubahan nomenklatur dari INA-DRG (Indonesia Diagnosis Related Group) menjadi INA-CBG (Indonesia Case Based Group) seiring dengan perubahan grouper dari 3M Grouper ke UNU (United Nation University) Grouper. Dengan demikian, sejak bulan Oktober 2010 sampai Desember 2013, pembayaran kepada Pemberi Pelayanan Kesehatan (PPK) Lanjutan dalam Jaminan kesehatan masyarakat (Jamkesmas) menggunakan INA-CBG. Sejak diimplementasikannya sistem casemix di Indonesia telah dihasilkan 3 kali perubahan besaran tarif, yaitu tarif INA-DRG Tahun 2008, tarif INA-CBG Tahun 2013 dan tarif INA-CBG Tahun 2014. Tarif INA-CBG mempunyai 1.077 kelompok tarif terdiri dari 789 kode grup/kelompok rawat inap dan 288 kode grup/kelompok rawat jalan, menggunakan sistem koding dengan ICD-10 untuk diagnosis serta ICD-9-CM untuk prosedur/tindakan. Pengelompokan kode diagnosis dan prosedur dilakukan dengan menggunakan grouper UNU (UNU Grouper). UNUGrouper adalah Grouper casemix yang dikembangkan oleh United Nations University (UNU).

Konsep INA-CBGs

Dasar pengelompokan dalam INA-CBGs menggunakan sistem kodifikasi dari diagnosis akhir dan tindakan/prosedur yang menjadi output pelayanan, dengan acuan ICD-10 untuk diagnosis dan ICD-9-CM untuk tindakan/prosedur. Pengelompokan menggunakan sistem teknologi informasi berupa Aplikasi INA-CBG sehingga dihasilkan 1.077 Group/Kelompok Kasus yang terdiri dari 789 kelompok kasus rawat inap dan 288 kelompok kasus rawat jalan. Setiap group dilambangkan dengan kode kombinasi alfabet dan numerik dengan contoh sebagai berikut :

Keterangan :

1. Digit ke-1 merupakan CMG (Casemix Main Groups)
2. Digit ke-2 merupakan tipe kasus
3. Digit ke-3 merupakan spesifik CBG kasus
4. Digit ke-4 berupa angka romawi merupakan severity level

Struktur Kode INA-CBGs terdiri atas :

a. Case-Mix Main Groups (CMGs)

- Adalah klasifikasi tahap pertama
- Dilabelkan dengan huruf Alphabet (A to Z)
- Berhubungan dengan sistem organ tubuh
- Pemberian Label Huruf disesuaikan dengan yang ada pada ICD 10 untuk setiap sistem organ
- Terdapat 30 CMGs dalam UNU Grouper (22 Acute Care CMGs, 2 Ambulatory CMGs, 1 Subacute CMGs, 1 Chronic CMGs, 4 Special CMGs dan 1 Error CMGs)
- Total CBGs sampai saat ini sebanyak 1220.
- 31 CMGs yang ada dalam INA-CBGs terdiri dari :

b. Case-Based Groups (CBGs):

Sub-group kedua yang menunjukkan tipe kasus (1-9)

c. Kode CBGs

Sub-group ketiga menunjukkan spesifik CBGs yang dilambangkan dengan numerik mulai dari 01 sampai dengan 99.

d. Severity Level Sub-group keempat merupakan resource intensity level yang menunjukkan tingkat keparahan kasus yang dipengaruhi adanya komorbiditas ataupun komplikasi dalam masa perawatan. Keparahan kasus dalam INA-CBG terbagi menjadi :

1) "0" Untuk Rawat jalan

2) "I - Ringan" untuk rawat inap dengan tingkat keparahan 1 (tanpa komplikasi maupun komorbiditi)

3) "II - Sedang" Untuk rawat inap dengan tingkat keparahan 2 (dengan mild komplikasi dan komorbiditi)

4) "III - Berat" Untuk rawat inap dengan tingkat keparahan 3 (dengan major komplikasi dan komorbiditi)

Istilah ringan, sedang dan berat dalam deskripsi dari Kode INA-CBGs bukan menggambarkan kondisi klinis pasien maupun diagnosis atau prosedur namun menggambarkan tingkat keparahan (severity level) yang dipengaruhi oleh diagnosis sekunder (komplikasi dan komorbiditi).

Tarif INA-CBGs yang digunakan dalam program Jaminan Kesehatan Nasional (JKN) per 1 Januari 2014 diberlakukan berdasarkan Peraturan Menteri Kesehatan, dengan beberapa prinsip sebagai berikut :

1. Pengelompokan Tarif 7 kluster rumah sakit, yaitu:

a. Tarif Rumah Sakit Kelas A

b. Tarif Rumah Sakit Kelas B

c. Tarif Rumah Sakit Kelas B Pendidikan

d. Tarif Rumah Sakit Kelas C

e. Tarif Rumah Sakit Kelas D

f. Tarif Rumah Sakit Khusus Rujukan Nasional

g. Tarif Rumah Sakit Umum Rujukan Nasional Pengelompokan tarif berdasarkan penyesuaian setelah melihat besaran Hospital Base Rate (HBR) sakit yang didapatkan dari perhitungan total biaya pengeluaran rumah sakit. Apabila dalam satu kelompok terdapat lebih dari satu rumah sakit, maka digunakan Mean Base Rate.

2. Regionalisasi, tarif terbagi atas 5 Regional yang didasarkan pada Indeks Harga Konsumen (IHK) dan telah disepakati bersama antara BPJS Kesehatan dengan Asosiasi Fasilitas Kesehatan Tingkat Lanjutan

3. Terdapat pembayaran tambahan (Top Up) dalam sistem INA-CBGs versi 4.0 untuk kasus – kasus tertentu yang masuk dalam special casemix main group (CMG) ,meliputi :

a. Special Prosedure
b. Special Drugs
c. Special Investigation
d. Special Prosthesis
e. Special Groups Subacute dan Kronis

Top up pada special CMG tidak diberikan untuk seluruh kasus atau kondisi, tetapi hanya diberikan pada kasus dan kondisi tertentu. Khususnya pada beberapa kasus atau kondisi dimana rasio antara tarif INA-CBGs yang sudah dibuat berbeda cukup besar dengan tarif RS. Penjelasan lebih rinci tentang Top Up dapat dilihat pada poin D.

4. Tidak ada perbedaan tarif antara rumah sakit umum dan khusus, disesuaikan dengan penetapan kelas yang dimiliki untuk semua pelayanan di rumah sakit berdasarkan surat keputusan penetapan kelas yang dikeluarkan oleh Kementerian Kesehatan RI.

5. Tarif INA-CBGs merupakan tarif paket yang meliputi seluruh komponen sumber daya rumah sakit yang digunakan dalam pelayanan baik medis maupun non-medis.

Untuk Rumah Sakit yang belum memiliki penetapan kelas, maka tarif INA-CBGs yang digunakan setara dengan Tarif Rumah Sakit Kelas D sesuai regionalisasi masing-masing.

Penghitungan tarif INA CBGs berbasis pada data costing dan data koding rumah sakit. Data costing didapatkan dari rumah sakit terpilih (rumah sakit sampel) representasi dari kelas rumah sakit, jenis rumah sakit maupun kepemilikan rumah sakit (rumah sakit swasta dan pemerintah), meliputi seluruh data biaya yang dikeluarkan oleh rumah sakit, tidak termasuk obat yang sumber pembiayaannya dari program pemerintah (HIV, TB, dan lainnya). Data koding diperoleh dari data koding rumah sakit PPK Jamkesmas. Untuk penyusunan tarif JKN digunakan data costing 137 rumah sakit pemerintah dan swasta serta 6 juta data koding (kasus).

Peraturan Presiden Nomor 12 Tahun 2013 tentang Jaminan Kesehatan sebagaimana telah diubah dengan Peraturan Presiden Nomor 111 Tahun 2013, mengamanatkan tarif ditinjau sekurang-kurangnya setiap 2 (dua) tahun. Upaya peninjauan tarif dimaksudkan untuk mendorong agar tarif makin merefleksikan actual cost dari pelayanan yang telah diberikan rumah sakit. Selain itu untuk meningkatkan keberlangsungan sistem pentarifan yang berlaku, mampu mendukung kebutuhan medis yang diperlukan dan dapat memberikan reward terhadap rumah sakit yang memberikan pelayanan dengan outcome yang baik. Untuk itu keterlibatan rumah sakit dalam pengumpulan data koding dan data costing yang lengkap dan akurat sangat diperlukan dalam proses updating tarif.

Regionalisasi dalam tarif INA-CBGs dimaksudkan untuk mengakomodir perbedaan biaya distribusi obat dan alat kesehatan di Indonesia. Dasar penentuan regionalisasi digunakan Indeks Harga Konsumen (IHK) dari Badan Pusat Statistik (BPS), pembagian regioalisasi dikelompokkan menjadi 5 regional. Kesepakatan mengenai pembagian regional dilaksanakan oleh Badan Penyelenggara Jaminan Sosial (BPJS) Kesehatan dengan Perhimpunan Rumah Sakit Seluruh Indonesia (PERSI) dengan hasil regionalisasi tingkat propinsi sebagai berikut:

Special CMG atau special group pada tarif INA-CBGs saat ini dibuat agar mengurangi resiko keuangan rumah sakit. Saat ini hanya diberikan untuk beberapa obat, alat, prosedur, pemeriksaan penunjang serta beberapa kasus penyakit subakut dan kronis yang selisih tarif INA-CBGs dengan tarif rumah sakit masih cukup besar. Besaran nilai pada tarif special CMG tidak dimaksudkan untuk menganti biaya yang keluar dari alat, bahan atau kegiatan yang diberikan kepada pasien, namun merupakan tambahan terhadap tarif dasarnya.

Dasar pembuatan special CMG adalah CCR (cost to charge ratio) yaitu perbandingan antara cost rumah sakit dengan tarif INA-CBGs, data masukan yang digunakan untuk perhitungan CCR berasal dari profesional (dokter spesialis), beberapa rumah sakit serta organisasi profesi. Rincian special CMG yang dimaksud adalah sebagai berikut:

1. Special CMG untuk Drugs, Prosthesis, Prosedur serta Investigasi
2. Special CMG untuk Subakut dan Kronis dengan penjelasan sebagai berikut :

Special CMG subakut dan kronis diperuntukkan untuk kasus-kasus Psikiatri serta kusta dengan ketentuan lama hari rawat (LOS) dirumah sakit sebagai berikut:

Fase Akut : 1 sampai dengan 42 Hari

Fase sub akut : 43 sampai dengan 103 Hari

Fase Kronis : 104 sampai dengan 180 Hari

Special CMG subakut dan kronis berlaku di semua rumah sakit yang memiliki pelayanan psikiatri dan kusta serta memenuhi kriteria lama hari rawat sesuai ketentuan diatas.

Perangkat yang akan digunakan untuk melakukan penilaian pasien subakut dan kronis dengan menggunakan WHO-DAS (WHO – Disability Assesment Schedule) versi 2.0.

Penghitungan tarif special CMG subakut dan kronis akan menggunakan rumus sebagai berikut: Fase Akut : Tarif Paket INA-CBGs

Fase Subakut : Tarif Paket INA-CBGs + Tarif Sub akut

Fase Kronis : Tarif Paket INA-CBGs + Tarif Sub akut + Tarif Kronis

WHO-DAS adalah instrumen yang digunakan untuk mengukur disabilitas.

Instrumen ini dikembangkan oleh Tim Klasifikasi, Terminologi, dan standar WHO dibawah The WHO/National Institutes of Health (NIH) Joint Projecton Assesment of Classification of Disability.

Dalam konteks INA-CBGs:

a. Versi yang digunakan adalah versi 2.0, yang mengandung 12 (duabelas) variabel penilaian (s1-s12)dengan skala penilaian 1 (satu) sampai dengan 5 (lima), sehingga total skor 60 (enam puluh)

b. Tidak digunakan sebagai dasar untuk pemulangan pasien tetapi sebagai dasar untuk menghitung Resource Intensity Weight (RIW) pada fase sub akut dan kronis bagi pasien psikiatri dan pasien kusta

c. Penilaian/assessment dilaksanakan pada awal fase subakut (hari ke-43) dan awal fase kronis (hari ke-104) yang dihitung sejak hari pertama pasien masuk.

d. Penilaian dilakukan dengan metode wawancara langsung (interview) dan/atau observasi oleh psikiater atau dokter ahli lainnya, dokter umum, maupun perawat yang terlatih.

e. Lembar penilaian ditandatangani oleh Dokter Penanggung Jawab Pelayanan (DPJP) dengan mencantumkan nama jelas (Perangkat lengkap WHO-DAS terlampir).

Salinan lembar hasil scoring WHO-DAS yang telah ditandatangani oleh DPJP dilampirkan sebagai bahan pendukung pengajuan klaim. Petugas administrasi klaim atau koder melakukan input hasil scoring WHO-DAS berupa angka penilaian awal masuk pada periode sub akut atau kronis ke dalam software INA-CBGs pada kolom ADL, selanjutnya software akan melakukan penghitungan tarif secara otomatis.

Alur INA-CBGs di Rumah Sakit

Aplikasi INA-CBGs merupakan salah satu perangkat entri data pasien yang digunakan untuk melakukan grouping tarif berdasarkan data yang berasal dari resume medis. Aplikasi INA-CBGs sudah terinstall dirumah sakit yang melayani peserta JKN, yang digunakan untuk JKN adalah INA-CBGs 4.0 Untuk menggunakan aplikasi INA-CBGs, rumah sakit sudah harus memiliki kode registrasi rumah sakit yang dikeluarkan oleh Direktorat Jenderal Bina Upaya Kesehatan, selanjutnya akan dilakukan aktifasi software INA-CBGs setiap rumah sakit sesuai dengan kelas rumah sakit serta regionalisasinya. Bagi rumah sakit yang ingin melakukan aktifasi aplikasi INA-CBGs dapat mengunduh database rumah sakit sesuai dengan data rumah sakit di website buk.depkes.go.id. Proses entri data pasien ke dalam aplikasi INA-CBGs dilakukan setelah pasien selesai mendapat pelayanan di rumah sakit (setelah pasien pulang dari rumah sakit), data yang diperlukan berasal dari resume medis, sesuai dengan alur bagan sebagai berikut:

Proses entri aplikasi INA-CBGs 4.0 dilakukan oleh petugas koder atau petugas administrasi klaim di rumah sakit dengan menggunakan data dari resume medis, perlu diperhatikan juga mengenai kelengkapan data administratif untuk tujuan keabsahan klaim. Operasionalisasi aplikasi INA-CBGs 4.0: Memasukkan variabel data yang diperlukan untuk proses grouping:

Catatan :

1. Setelah mengentrikan data sosial sampai dengan variabel Tarif RS atau ADL (bila ada) harus disimpan.

2. ADL (Activity Daily Living) merupakan nilai yang menggambarkan ketidakmapuan pasien dalam melakukan kegiatan sehari-hari, penilaian dengan menggunakan perangkat WHO-DAS dilakukan pada pasien yang termasuk dalam kasus subakut dan kronis.

3. Kemudian memasukkan kode Diagnosis dengan ICD 10 dan prosedur dengan ICD 9 CM yang dikoding dari resume medis pasien

4. Setelah data Diagnosis dan Prosedur dimasukkan DIHARUSKAN menekan tombol " REFRESH " kemudian dilakukan pengecekan ada atau tidak special CMG pada kasus tersebut, lalu klik tombol "Simpan".

Catatan:

1. Variabel ADL (Activity Daily Living) digunakan sebagai salah satu faktor dalam perhitungan besaran tarif pada Special CMG untuk kasus Sub Akut dan Kronis, dengan kriteria hari rawat atau Length of Stay melebihi 42 hari di rumah sakit. Pada variable ADL diisi dengan memilih angka yang menjadi hasil penilaian terhadap status fungsional pasien atau kemampuan pasien dalam melakukan aktivitas sehari-hari, menggunakan instrumen WHO-DAS. (terlampir)

2. Special CMG merupakan kelompok khusus dari beberapa item pelayanan tertentu yang mendapatkan tambahan pembayaran (top up payment), dengan kategori antara lain drugs, prosthesis, investigation dan procedure. Item pelayanan yang termasuk kedalam Special CMG akan muncul setelah dilakukan input data diagnosis serta tindakan (bila ada) yang terkait dengan item Special CMG yang dilanjutkan dengan klik Refresh. Setelah dipilih item Special CMG yang muncul, klik Simpan kembali lalu proses Grouping.

Catatan :

1. Pada kasus contoh diatas adalah kasus yang mendapatkan Special CMG untuk prosedur, sehingga ada penambahan besaran tarif diluar tarif dasar, sehingga Total Tarif merupakan penjumlahan dari Tarif + Tarif Special CMG

2. Apabila pada kasus yang dientri bukan termasuk dalam kasus yang mendapat special CMG maka tarif special CMG tidak akan muncul.

Good Clinical Governance

Rumah sakit merupakan institusi pelayanan kesehatan yang memiliki peran strategis dalam meningkatkan derajat kesehatan masyarakat. Dalam perkembangannya, tuntutan terhadap mutu pelayanan dan keselamatan pasien semakin meningkat, seiring dengan perubahan paradigma dari sekadar pelayanan medis menuju pelayanan yang terintegrasi dengan prinsip akuntabilitas dan transparansi. Konsep ini menjadi fondasi bagi penerapan *Good Clinical Governance* (GCG), yang menempatkan tata kelola klinis sebagai bagian penting dari manajemen rumah sakit modern[viii].

Good Clinical Governance didefinisikan sebagai kerangka kerja yang menjamin organisasi pelayanan kesehatan bertanggung jawab terhadap peningkatan mutu, menjaga standar tinggi dalam pelayanan klinis, serta menciptakan lingkungan yang mendukung keunggulan praktik kedokteran. Hal ini mencakup aspek pelatihan berkelanjutan bagi tenaga kesehatan, audit klinis, manajemen risiko, dan keterlibatan aktif pasien dalam pengambilan keputusan. Dengan demikian, GCG bukan hanya instrumen manajemen, tetapi juga strategi untuk membangun budaya keselamatan dan profesionalisme[ix].

Implementasi GCG menuntut adanya kepemimpinan yang visioner dan infrastruktur organisasi yang memadai. Faktor penentu keberhasilan meliputi komitmen manajemen puncak, partisipasi seluruh staf, sistem informasi kesehatan yang andal, serta mekanisme evaluasi berkelanjutan. Tantangan terbesar terletak pada perubahan budaya organisasi, di mana resistensi terhadap perubahan sering kali menjadi hambatan utama. Oleh karena itu, pelaksanaan GCG memerlukan pendekatan bertahap yang mengintegrasikan perubahan struktural dan kultural secara bersamaan[x].

Dalam konteks rumah sakit di Indonesia, penerapan GCG juga berkaitan erat dengan regulasi pemerintah dan akreditasi rumah sakit.

Standar akreditasi yang dikeluarkan oleh Komisi Akreditasi Rumah Sakit (KARS) telah mengadopsi banyak prinsip GCG, seperti keselamatan pasien, manajemen risiko, dan peningkatan mutu berkesinambungan. Adaptasi terhadap kerangka kerja ini membutuhkan pelatihan intensif, penyusunan prosedur baku operasional, serta evaluasi kinerja yang berorientasi pada indikator mutu klinis[xi].

Ke depan, harapan penerapan Good Clinical Governance di rumah sakit adalah terwujudnya sistem pelayanan yang tidak hanya memenuhi standar nasional, tetapi juga mampu bersaing secara global. Dengan dukungan teknologi informasi, kolaborasi lintas disiplin, dan keterlibatan aktif pasien, GCG dapat menjadi penggerak utama terciptanya layanan kesehatan yang efektif, efisien, aman, dan berkeadilan. Transformasi ini memerlukan sinergi antara pihak manajemen, tenaga medis, regulator, dan masyarakat, sehingga tujuan akhir berupa peningkatan kualitas hidup pasien dapat benar-benar tercapai[xii].

Prinsip Pada Program JKN

Program Jaminan Kesehatan Nasional (JKN) dirancang berdasarkan prinsip utama seperti *accessibility*, *equality*, *quality*, dan *sustainability*, yang menjadi tolok ukur standar pelayanan universal. Prinsip ini mewujudkan semangat pemerataan akses tanpa terkecuali, mutu layanan yang prima, serta sistem yang tahan lama dan inklusif. Dalam kerangka *input*, aspek accessibility dan equality merefleksikan ketersediaan fasilitas dan jaminan akses yang setara untuk seluruh warga, termasuk kelompok rentan. Sementara quality berkaitan dengan kompetensi SDM, sarana, serta protokol medis. Prinsip sustainability kemudian tercermin dalam pengaturan tarif dan iuran yang dirancang agar dapat menopang kelangsungan program dalam jangka panjang.

Mengenai proses, JKN memanfaatkan struktur *input* (peserta, sumber daya, sistem informasi) untuk menjalankan layanan kesehatan yang terintegrasi dan efisien. Misalnya, availability of capitation and case-based payment models (seperti INA-CBG) menjadi bagian dari proses pengendalian biaya sekaligus menjaga mutu layanan[xiii]. Ini memastikan bahwa provider menerima pembayaran yang sesuai, bukan berdasarkan volume, sehingga mengurangi insentif overtreatment dan mendorong keefisienan. Selain itu, adanya sistem monitoring dan evaluasi memastikan bahwa pelaksanaan layanan berjalan sesuai standar klinik dan operasional. Aspek proses ini menjadi jembatan penting menuju tercapainya hasil layanan yang optimal.

Hal yang tampak pada *output* adalah peningkatan akses dan mutu layanan dalam bentuk penurunan *out-of-pocket* (OOP) payment, pemerataan kunjungan, serta perbaikan indikator kesehatan masyarakat. Studi menunjukkan bahwa JKN signifikan menurunkan beban finansial masyarakat dan meningkatkan ekuitas layanan kesehatan across Indonesia. *Output* ini menjadi cermin efektivitas tata kelola sistem, baik dari sisi finansial dan operasional. *Output* yang baik pada akhirnya akan mendorong pencapaian *outcome* yang lebih luas, seperti peningkatan status kesehatan, produktivitas tenaga kerja, dan pengurangan ketimpangan sehat.

Pada ranah *outcome*, program JKN diharapkan menghasilkan kualitas hidup yang lebih baik, berkurangnya ketimpangan kesehatan, serta stabilitas sistem melalui keberlanjutan pembiayaan. Sustainability dalam konteks outcome ini sangat tergantung pada struktur tarif dan iuran yang ditetapkan harus adil (*equitable*), realistis, dan mampu menutupi biaya layanan tanpa membebani peserta. Kebijakan tarif yang tepat juga mendukung stabilitas fiskal dan menjaga agar sistem tetap berjalan optimal. Dengan demikian, keberlanjutan program tidak hanya soal kelangsungan dana, tetapi juga tentang menjaga mutu, akses, dan keadilan layanan secara konsisten.

Casemix INA-CBG

Case-mix dalam konteks INA-CBG (Indonesia Case Base Groups) merupakan suatu sistem pengelompokan atau pengklasifikasian pasien berdasarkan kesamaan karakteristik klinis dan tingkat pemakaian sumber daya dalam satu episode pelayanan kesehatan yang berkaitan dengan biaya pelayanan. Sistem ini digunakan untuk menentukan tarif pembayaran pelayanan kesehatan secara prospektif, sehingga rumah sakit menerima pembayaran berdasarkan kelompok kasus, bukan biaya aktual yang dikeluarkan. Setiap kelompok kasus atau CBG dibentuk berdasarkan dua ciri utama, yaitu kesamaan atau kemiripan kondisi klinis pasien, dan kesamaan atau kemiripan dalam penggunaan sumber daya atau biaya perawatan. Dengan adanya sistem ini, diharapkan terdapat standar yang jelas dalam pembiayaan layanan kesehatan, memudahkan pengendalian biaya, serta meningkatkan efisiensi pelayanan tanpa mengurangi mutu layanan. Penerapan case-mix juga menjadi salah satu strategi utama dalam program Jaminan Kesehatan Nasional (JKN) untuk memastikan keberlanjutan pembiayaan sekaligus mendorong tata kelola klinis yang baik di fasilitas pelayanan kesehatan.

Tarif INA-CBG (Indonesia Case Base Groups) adalah sistem tarif paket yang mencakup seluruh komponen biaya pelayanan rumah sakit dalam satu episode perawatan, mulai dari tindakan medis, obat-obatan, bahan habis pakai, hingga akomodasi pasien. Sistem ini dikembangkan untuk mendukung pembayaran prospektif berbasis paket pada rumah sakit yang memberikan pelayanan bagi peserta program jaminan kesehatan, awalnya melalui program JAMKESMAS dan kemudian diintegrasikan ke dalam Jaminan Kesehatan Nasional (JKN). Penetapan tarif INA-CBG didasarkan pada data biaya riil rumah sakit (costing) dan data pengkodean penyakit (ICD-10 untuk diagnosis dan ICD-9-CM untuk tindakan) yang dikumpulkan dari beberapa rumah sakit terpilih sebagai sampel.

Sistem ini memiliki total 1.077 kode CBG yang terbagi menjadi 789 kelompok untuk layanan rawat inap dan 288 kelompok untuk rawat jalan, dengan masing-masing kelompok memiliki 3 tingkat keparahan (severity level) yang mencerminkan perbedaan kompleksitas kasus dan sumber daya yang digunakan. Basis pengkodean dalam INA-CBG mengacu pada sekitar 14.500 kode ICD-10 dan 7.500 kode ICD-9-CM, yang kemudian diproses menggunakan perangkat lunak pengelompokan (grouper) bernama UNU-CBG. Grouper ini secara otomatis mengklasifikasikan data pasien ke dalam kelompok kasus (case-mix group) yang sesuai berdasarkan diagnosis utama, diagnosis sekunder, prosedur medis, usia, jenis kelamin, dan faktor-faktor lain yang relevan.

Melalui mekanisme case-mix ini, setiap kelompok kasus yang memiliki kesamaan kondisi klinis dan penggunaan sumber daya akan mendapatkan tarif yang sama, sehingga pembiayaan menjadi lebih terstandar dan efisien. Pembayaran prospektif ini juga mendorong rumah sakit untuk meningkatkan efisiensi tanpa mengorbankan mutu pelayanan, karena biaya yang diterima tetap meskipun ada perbedaan pengeluaran aktual di lapangan. Dengan kata lain, rumah sakit harus mampu mengelola sumber daya secara optimal agar pelayanan tetap berkualitas dalam batas tarif yang telah ditetapkan.

Besaran tarif INA-CBG dan mekanisme pengelompokan tidak bersifat statis, melainkan disesuaikan secara periodik oleh pemerintah dan BPJS Kesehatan. Penyesuaian ini dilakukan untuk mengakomodasi perubahan biaya medis, inflasi, perkembangan teknologi kesehatan, serta hasil evaluasi mutu dan efisiensi pelayanan. Pembaruan berkala juga penting untuk menjaga keberlanjutan sistem pembiayaan JKN sekaligus memastikan bahwa tarif yang berlaku mencerminkan biaya riil yang wajar di rumah sakit. Dengan demikian, INA-CBG berperan sebagai fondasi dalam pengendalian biaya dan standarisasi pembiayaan layanan kesehatan di Indonesia.

Pemanfaatan INA-CBG

1. Pembayaran secara prospektif pada pemberi pelayanan kesehatan

INA-CBG (*Indonesia Case-Based Groups*) adalah metode pembayaran prospektif di mana rumah sakit atau fasilitas kesehatan menerima tarif tetap berdasarkan kelompok diagnosis dan prosedur tertentu, tanpa memperhitungkan biaya aktual yang dikeluarkan untuk setiap pasien. Sistem ini mendorong efisiensi, karena rumah sakit harus mengelola sumber daya dan layanan secara optimal agar tetap berkualitas namun sesuai dengan tarif yang telah ditetapkan. Pembayaran prospektif ini juga mengurangi risiko overutilisasi layanan medis yang tidak diperlukan, karena rumah sakit tidak akan menerima tambahan pembayaran jika biaya aktual melebihi tarif paket INA-CBG. Dengan demikian, sistem ini menjadi salah satu instrumen pengendalian biaya dalam implementasi Jaminan Kesehatan Nasional (JKN).

2. Perencanaan dan penganggaran rumah sakit

Data dan tarif INA-CBG berperan penting dalam proses perencanaan anggaran rumah sakit. Dengan mengetahui pola tarif untuk berbagai kelompok kasus dan tingkat keparahan, rumah sakit dapat memproyeksikan pendapatan yang akan diperoleh dari pelayanan pasien JKN. Selain itu, informasi ini membantu manajemen rumah sakit dalam menentukan prioritas investasi, mengalokasikan sumber daya manusia, serta mengoptimalkan pembelian obat dan alat kesehatan. Sistem ini juga memudahkan rumah sakit melakukan cost containment melalui analisis perbedaan antara biaya aktual pelayanan dan tarif INA-CBG, sehingga dapat diambil langkah efisiensi yang tidak mengorbankan kualitas layanan.

3. Pengukuran performa rumah sakit berdasarkan kompleksitas pelayanan dan biaya

INA-CBG memungkinkan evaluasi performa rumah sakit melalui perbandingan antara kompleksitas kasus yang ditangani, biaya yang dikeluarkan, dan hasil layanan kesehatan yang dicapai. Rumah sakit yang mampu menangani kasus dengan tingkat keparahan tinggi secara efisien dan berkualitas akan terlihat unggul dalam indikator produktivitas dan efektivitas. Sebaliknya, jika biaya aktual sering melebihi tarif paket, hal ini menjadi sinyal perlunya perbaikan manajemen klinis maupun administratif. Analisis performa berbasis INA-CBG juga bermanfaat untuk menilai efisiensi per unit layanan (*unit cost*), waktu rawat inap (*length of stay*), serta tingkat kepatuhan terhadap protokol klinis.

4. National database untuk benchmarking

Penerapan INA-CBG menghasilkan national database yang sangat kaya, berisi informasi tentang jenis penyakit, prosedur medis, tingkat keparahan, lama rawat, dan biaya di seluruh rumah sakit peserta JKN. Basis data ini dapat digunakan pemerintah, BPJS Kesehatan, maupun rumah sakit untuk melakukan benchmarking atau perbandingan kinerja antar fasilitas kesehatan. Dengan benchmarking, rumah sakit dapat mengidentifikasi *best practice* dari rumah sakit lain, mempelajari pola pelayanan yang efisien, serta memperbaiki kelemahan internal. Selain itu, data ini menjadi dasar penting bagi pembuat kebijakan dalam merumuskan revisi tarif INA-CBG secara periodik, sehingga tarif tetap relevan dengan perkembangan teknologi medis dan biaya operasional rumah sakit.

Rentang Waktu

Tahun 2006 menjadi tonggak awal pengembangan sistem casemix di Indonesia. Konsep ini diadopsi untuk menciptakan mekanisme pembiayaan layanan kesehatan yang lebih transparan, efisien, dan akuntabel. Casemix sendiri adalah sistem yang mengelompokkan pasien dengan kondisi klinis yang mirip serta tingkat penggunaan sumber daya yang serupa, sehingga rumah sakit dapat menerima pembayaran yang sesuai dengan kompleksitas pelayanan. Pada tahap awal, pemerintah bekerja sama dengan berbagai pihak termasuk WHO, UNU-IIGH (United Nations University – International Institute for Global Health), serta perguruan tinggi di dalam negeri untuk membangun sistem grouper yang sesuai dengan kondisi pelayanan kesehatan di Indonesia. Proses ini melibatkan pelatihan SDM, pengumpulan data awal, serta uji coba format pengkodean diagnosis dan tindakan berbasis ICD-10 dan ICD-9-CM.

Memasuki 2008, pemerintah memulai tahap implementasi terbatas dengan menerapkan sistem yang awalnya dikenal sebagai INA-DRG (Indonesia Diagnosis Related Groups) pada 15 rumah sakit vertikal di bawah Kementerian Kesehatan. Rumah sakit vertikal dipilih karena memiliki kapasitas data, sumber daya, dan kesiapan manajerial yang lebih baik dibandingkan rumah sakit daerah pada umumnya. Pada tahap ini digunakan Tarif 1, yang merupakan hasil estimasi awal berbasis costing dari rumah sakit pilot. Selain sebagai sarana uji efektivitas, tahap ini juga menjadi momen untuk memvalidasi grouper agar sesuai dengan variasi penyakit dan pola pelayanan di Indonesia. Hasil evaluasi uji coba ini kemudian menjadi dasar untuk mengembangkan versi tarif yang lebih akurat.

Berdasarkan keberhasilan uji coba, pada Januari 2009 pemerintah memperluas penggunaan sistem INA-DRG ke seluruh Pemberi Pelayanan Kesehatan (PPK) yang bekerja sama dalam program Jamkesmas (Jaminan Kesehatan Masyarakat). Langkah ini menjadi penting karena untuk pertama kalinya Indonesia memiliki mekanisme pembayaran prospektif berbasis paket yang mencakup seluruh komponen biaya rumah sakit. Dalam sistem ini, rumah sakit menerima pembayaran satu paket per episode perawatan sesuai kelompok casemix pasien. Kebijakan ini bertujuan untuk mengendalikan biaya kesehatan, mendorong efisiensi penggunaan sumber daya, dan memastikan kesetaraan pembayaran antara rumah sakit. Meskipun demikian, tantangan yang muncul antara lain terkait kelengkapan dan akurasi pengkodean medis, kesiapan sistem informasi, serta adaptasi manajemen rumah sakit terhadap pola pembayaran baru.

Pada Oktober 2010 terjadi transisi nomenklatur dan penguatan sistem dari INA-DRG menjadi INA-CBG (Indonesia Case-Based Groups). Perubahan ini bukan sekadar pergantian nama, tetapi juga penyempurnaan algoritma pengelompokan kasus, penyesuaian terhadap grouper UNU-CBG, serta pemutakhiran basis tarif agar lebih mencerminkan biaya aktual pelayanan kesehatan. INA-CBG mengelompokkan kasus menjadi 1.077 kode (789 rawat inap dan 288 rawat jalan) yang dibedakan ke dalam tiga tingkat keparahan. Setiap kelompok tarif didasarkan pada data costing yang dikumpulkan dari sejumlah rumah sakit representatif di berbagai wilayah. Pada Januari 2013, diterapkan Tarif 3 yang telah diperbarui secara signifikan dari versi sebelumnya, mencerminkan inflasi biaya medis, perubahan pola penyakit, dan pembaruan teknologi pelayanan. Periode ini menjadi masa adaptasi kritis bagi rumah sakit untuk meningkatkan kualitas pencatatan medis, akurasi pengkodean, dan manajemen keuangan.

Mulai Januari 2014, INA-CBG resmi menjadi metode pembayaran rumah sakit di era Jaminan Kesehatan Nasional (JKN) yang dikelola oleh BPJS Kesehatan. Dengan cakupan peserta yang jauh lebih luas dibandingkan Jamkesmas, sistem ini menjadi tulang punggung pembiayaan pelayanan kesehatan di Indonesia. Pembayaran prospektif berbasis INA-CBG membuat rumah sakit harus mengelola biaya pelayanan secara efisien karena tarif paket bersifat tetap, tidak tergantung pada biaya aktual yang dikeluarkan rumah sakit. INA-CBG juga memudahkan pemerintah dalam melakukan benchmarking antar rumah sakit, mengukur performa terhadap kompleksitas kasus, dan mengembangkan national health database yang dapat digunakan untuk perencanaan kebijakan kesehatan. Namun, penerapannya juga menghadapi tantangan seperti potensi upcoding, variasi kualitas pelayanan, dan kebutuhan pembaruan tarif secara periodik agar tetap relevan dengan perkembangan biaya kesehatan nasional.

Tahapan Pembentukan Tarif INA-CBG

Proses penentuan tarif INA-CBG (Indonesian Case Base Groups) dilakukan secara sistematis dan berbasis data untuk menjamin keadilan tarif, akurasi penggantian biaya, dan efisiensi penggunaan sumber daya. Tahapan ini pada dasarnya mengikuti prinsip pembiayaan *prospective payment system* (PPS), di mana tarif ditentukan sebelum pelayanan diberikan.

1. CBGs Costs (Perhitungan Biaya per CBG)

Merupakan tahap awal yang fokus pada perhitungan total biaya rata-rata untuk setiap kelompok kasus (CBG) berdasarkan data aktual rumah sakit.

Proses:

1. Mengumpulkan data biaya langsung (*direct cost*) seperti biaya tenaga medis, obat, bahan medis habis pakai, dan pemeriksaan penunjang.

2. Menghitung biaya tidak langsung (*indirect cost*) seperti listrik, air, administrasi, dan pemeliharaan fasilitas.

3. Mengalokasikan biaya-biaya ini ke masing-masing kasus sesuai kode diagnosis (ICD-10) dan tindakan (ICD-9-CM).

Tujuan: Menghasilkan gambaran riil biaya pelayanan per jenis kasus sebagai dasar pembobotan.

2. CBGs *Cost Weights* (Bobot Biaya CBG)

Merupakan rasio antara rata-rata biaya suatu CBG dengan rata-rata biaya semua CBG.

Fungsi: *Cost weight* menggambarkan kompleksitas relatif dan kebutuhan sumber daya suatu kasus dibandingkan rata-rata.

Contoh:

Jika cost weight untuk CBG A = 2, artinya biaya kasus tersebut dua kali lipat dari rata-rata biaya semua kasus.

Manfaat: Memberikan dasar objektif dalam menetapkan proporsi tarif antar CBG.

3. Case Mix Index (CMI)

Indeks yang menggambarkan kompleksitas rata-rata kasus yang ditangani suatu rumah sakit dalam periode tertentu.

Rumus Dasar:

$CMI = \sum$ (Jumlah Kasus CBG × Cost Weight CBG) / Total Kasus

Makna:

CMI tinggi = RS menangani kasus lebih kompleks dan berbiaya tinggi.

CMI rendah = RS lebih banyak menangani kasus sederhana/biaya rendah.

Peran dalam tarif: CMI membantu menyesuaikan tarif agar sesuai dengan profil kasus RS.

4. *Hospital Base Rates*

Nilai tarif dasar rumah sakit yang menjadi acuan awal dalam perhitungan tarif setiap CBG.

Proses Penentuan:

- Menggunakan data coding dan costing yang sudah dianalisis.
- Memperhitungkan efisiensi, inflasi, dan kebijakan pembiayaan kesehatan.

Rumus Sederhana Tarif Awal:

$Tarif\,Awal CBG$ = Cost Weight CBG × Base Rate RS

5. Preliminary CBG Tarif

Tarif awal yang dihasilkan dari perkalian base rate dengan cost weight untuk setiap CBG. Kegunaan: Menjadi dasar simulasi pembayaran sebelum dilakukan penyesuaian (adjustment).

6. *Adjustment* (Penyesuaian Tarif)

Faktor Penyesuaian yang Dipertimbangkan:

- Jenis rumah sakit (RSUD, RS Swasta, RS Vertikal, RS Pendidikan).
- Kelas perawatan (kelas 3, kelas 2, kelas 1, VIP).
- Regionalisasi biaya (perbedaan harga obat, gaji, dan biaya operasional antar daerah).
- Tingkat keparahan kasus (Severity Level 1, 2, 3).

- Kebijakan nasional terkait pembiayaan kesehatan.

7. Final CBG Tarif

Tarif resmi yang ditetapkan pemerintah untuk pembayaran klaim RS dalam program JKN.

Ciri:

- Sudah melalui kajian teknis, simulasi, dan uji coba di berbagai rumah sakit.

- Digunakan sebagai acuan resmi BPJS Kesehatan untuk membayar pelayanan.

Hubungan Antar Tahap

Secara ringkas, alurnya dapat digambarkan: *CBGs Costs → Cost Weights → Case Mix Index → Base Rate → Preliminary Tarif → Adjustment → Final Tarif.*

Hingga tahap *Base Rate*, proses masih murni berbasis data coding dan costing rumah sakit. Setelah itu, masuk tahap kebijakan publik dan penyesuaian strategis.

Masalah

Masalah yang muncul dalam implementasi sistem pembayaran berbasis INA-CBG sering kali terkait dengan ketidakseimbangan antara standar sumber daya, proses, biaya pelayanan, dan hasil (output) yang diharapkan. Secara konseptual, pelayanan kesehatan seharusnya dimulai dari standar sumber daya yang memadai, seperti ketersediaan tenaga medis yang kompeten, fasilitas dan peralatan yang sesuai, serta infrastruktur pendukung yang memenuhi ketentuan regulasi. Standar ini menjadi fondasi bagi standar proses, yaitu prosedur kerja dan alur pelayanan yang sistematis, efektif, dan aman bagi pasien, mulai dari proses diagnosis, terapi, hingga pemulangan pasien. Namun, ketika proses ini dijalankan dalam kerangka pembayaran fixed price INA-CBG, tantangan muncul karena keterbatasan tarif yang ditetapkan secara nasional.

Standar biaya pelayanan pada INA-CBG bersifat *fixed price*, yang berarti tarif untuk setiap kelompok kasus (CBG) sudah ditentukan dan berlaku sama tanpa memperhitungkan variasi biaya aktual di masing-masing rumah sakit. Jika tarif ini berada di bawah biaya riil pelayanan, rumah sakit akan mengalami defisit pembiayaan, khususnya untuk kasus dengan kompleksitas tinggi atau pasien dengan kondisi komorbid yang memerlukan penggunaan sumber daya lebih besar. Situasi ini dapat menyebabkan rumah sakit melakukan strategi efisiensi yang berisiko menurunkan kualitas pelayanan, misalnya pengurangan lama rawat inap secara tidak proporsional atau pembatasan penggunaan obat dan alat kesehatan yang lebih mahal.

Standar output yang diharapkan dari sistem ini sebenarnya adalah pelayanan kesehatan yang efektif, aman, dan memuaskan pasien, dengan indikator kinerja yang mencerminkan mutu layanan yang tinggi. Namun, ketika tarif yang berlaku terlalu rendah dan tidak mencerminkan biaya riil, rumah sakit kesulitan untuk mempertahankan standar tersebut. Akibatnya, mutu pelayanan bisa menurun, tingkat kepuasan pasien berkurang, dan citra pelayanan publik terganggu. Dalam jangka panjang, hal ini juga dapat menurunkan kepercayaan masyarakat terhadap program pembiayaan kesehatan nasional seperti JKN.

Tarif yang rendah dan sistem pembayaran yang kaku (*fixed price*) juga berdampak pada cash flow rumah sakit. Ketika biaya operasional meningkat karena inflasi, kenaikan harga alat medis, atau kebutuhan tenaga kesehatan, tetapi tarif INA-CBG tidak diperbarui secara proporsional, rumah sakit mengalami tekanan finansial. Situasi ini dapat memicu masalah keterlambatan pembayaran kepada vendor, kesulitan perawatan fasilitas, hingga berkurangnya investasi dalam inovasi pelayanan. Kombinasi antara tarif rendah, beban biaya tinggi, dan target mutu yang tinggi menciptakan paradoks yang memerlukan reformasi kebijakan tarif agar kesinambungan finansial rumah sakit tetap terjaga tanpa mengorbankan mutu pelayanan.

Di Indonesia, rumah sakit diklasifikasikan secara hirarkis mulai dari fasilitas rujukan tertinggi sampai ke unit pelayanan dasar: (a) RSUPN / Rumah Sakit Umum Pusat (rumah sakit rujukan pusat), (b) RS Rujukan Nasional, (c) RS kelas A, (d) RS kelas B, (e) RS kelas C, dan (f) RS kelas D. Klasifikasi ini bukan sekadar label tetapi didasarkan pada kriteria formal: jenis layanan klinik yang tersedia, jumlah dan kompetensi tenaga medis (spesialis/sub-spesialis), peralatan penunjang, sarana-prasarana, kapasitas tempat tidur, dan tata kelola/administrasi rumah sakit. Ketentuan dan kriteria klasifikasi ini diatur dalam peraturan menteri (mis. Keputusan/Menkes tentang klasifikasi RS) yang mensyaratkan pemenuhan layanan minimal untuk tiap kelas serta mekanisme peningkatan/penurunan kelas rumah sakit.[xiv]

Dalam praktik INA-CBG rumah sakit menerapkan kelas perawatan (umumnya: kelas 1, kelas 2, kelas 3) untuk rawat inap ini mengacu pada tingkat kenyamanan/akomodasi (ruang, fasilitas kamar) dan memengaruhi besaran tarif yang dibayarkan. Kelas perawatan tidak mengubah diagnosis atau prosedur klinis pasien, tetapi memengaruhi komponen tarif yang berhubungan dengan akomodasi (mis. bed, makanan, perawat). Dalam penghitungan klaim INA-CBG, tarif dasar untuk satu CBG dikalikan/diterapkan pada kelas perawatan yang relevan sehingga pasien di kelas 1 menerima paket INA-CBG yang lebih tinggi dibanding kelas 3 untuk kasus yang sama. Ketentuan teknis, contoh pemetaan kode, dan pengaturan episode klaim tercantum dalam pedoman INA-CBG yang diterbitkan Kemenkes.[xv]

Untuk menyatukan praktik nasional, pada fase pembaruan tarif INA-CBG (saat transisi dari tarif Jamkesmas ke tarif JKN) diterapkan aturan kenaikan relatif antar kelas perawatan: kelas 3 → kelas 2 ≈ +20%, dan kelas 3 → kelas 1 ≈ +40% (artinya tarif kelas-2 sekitar 120% tarif kelas-3 untuk CBG yang sama; kelas-1 sekitar 140%). Persentase ini diimplementasikan sebagai multiplier terhadap tarif dasar CBG dan umumnya distandarisasi untuk semua rumah sakit dalam satu wilayah tarif (dengan penyesuaian regional/tipe RS bila diperlukan). Ketentuan praktis dan simulasi dampak kenaikan ini banyak dipaparkan dalam materi teknis dan sosialisasi oleh tim casemix/BPJS/Kemenkes dan asosiasi RS saat penentuan tarif JKN. Perlu dicatat: angka 20%/40% adalah aturan praktis yang dipakai dalam pembaruan tarif nasional (simulasi dan kebijakan), dan dapat dipadukan dengan adjustment lain (regionalisasi, tipe RS, special top-up).

Selain perbedaan antar kelas perawatan, tarif INA-CBG juga disesuaikan menurut kelompok kelas rumah sakit (RS kelas D → C → B → A → RS Rujukan Nasional → RSUPN), karena rumah sakit yang lebih tinggi kelasnya cenderung menangani kasus dengan severity/kompleksitas lebih besar, memiliki biaya overhead dan fungsi rujukan nasional. Pada simulasi perpindahan tarif dari skema Jamkesmas ke JKN, diperoleh gambaran peningkatan penerimaan klaim untuk rumah sakit kelas lebih rendah (karena tarif JKN memperbaiki tarif dasar kelas 3) dan variasi kenaikan rata-rata menurut kelas RS (mis. simulasi yang dipublikasikan menunjukkan angka naik rata-rata untuk RS kelas D/C lebih besar dibanding RS kelas A/B). Selain itu ada mekanisme regionalisasi (penyesuaian karena perbedaan indeks harga, IHK, biaya obat/alkes) serta special CMG / top-up untuk tindakan/implant/ prostesis mahal yang tidak tercakup dalam tarif paket standar. Semua penyesuaian ini dimaksudkan untuk menyeimbangkan kemampuan bayar, menjaga jaringan rujukan, dan mengurangi distorsi pelayanan.

Struktur tarif yang menggabungkan kelas perawatan dan kelas rumah sakit menimbulkan beberapa konsekuensi teknis dan manajerial yang kompleks:

- Redistribusi pendapatan / subsidi silang: karena INA-CBG adalah paket rata-rata, beberapa CBG menguntungkan sementara banyak CBG lain merugi; secara agregat rumah sakit diharapkan menyeimbangkan pendapatan melalui cross-subsidy antar group tetapi ini memerlukan manajemen finansial yang baik.

- Tekanan pada kelas dan layanan tertentu: jika tarif kelas 3 tetap rendah relatif terhadap biaya riil, rumah sakit bisa mengalami defisit pada pasien kelas 3 sehingga mendorong pemilihan pasien (case-mix selection), pengurangan layanan non-esensial atau perpanjangan restriksi penggunaan obat/alat mahal. Studi empiris menunjukkan perbedaan signifikan antara biaya riil dan tarif INA-CBG pada beberapa diagnosis (mis. kanker, stroke), yang menuntut evaluasi tarif berkala atau mekanisme top-up untuk kasus khusus[xvi][xvii].

- Risiko upcoding / perubahan perilaku pencatatan: ketika tarif berbeda menurut severity level dan kelas, ada insentif untuk upcoding (menaikkan severity atau memasukkan kode tambahan) yang menuntut audit, peningkatan kualitas rekam medis dan kapasitas coding. Pedoman INA-CBG menekankan pentingnya akurasi coding karena klaim berbasis episode dan grouper.

- Kebutuhan penyesuaian regional dan review periodik: perbedaan biaya hidup, harga obat, upah tenaga kesehatan memerlukan regionalisasi dan mekanisme review tarif kebijakan terakhir mensyaratkan peninjauan standar tarif secara periodik untuk menjaga kesinambungan program[xviii].

Regionalisasi dalam Penetapan Tarif INA-CBGs

Regionalisasi adalah mekanisme penyesuaian tarif pelayanan kesehatan berdasarkan perbedaan biaya hidup, harga obat, dan alat kesehatan habis pakai di berbagai wilayah di Indonesia. Tujuan utamanya adalah menciptakan keadilan tarif agar rumah sakit di daerah dengan tingkat kemahalan tinggi tetap dapat beroperasi secara berkelanjutan. Dalam praktiknya, penentuan regionalisasi mengacu pada Indeks Harga Konsumen (IHK) yang diterbitkan oleh Badan Pusat Statistik (BPS). Berdasarkan hasil survei dan analisis, wilayah di Indonesia dikelompokkan menjadi lima skala atau indeks kemahalan, di mana skala tertinggi diberikan pada daerah dengan biaya operasional dan harga logistik yang mahal, seperti wilayah terpencil atau perbatasan. Data ini menjadi bahan dasar negosiasi antara BPJS Kesehatan dengan asosiasi fasilitas kesehatan untuk memastikan tarif yang ditetapkan dapat menutup biaya operasional secara proporsional.

Dalam sistem INA-CBGs, tarif dasar nasional yang telah dihitung akan disesuaikan menggunakan faktor pengali regionalisasi. Sebagai contoh, jika tarif dasar untuk suatu prosedur medis adalah Rp10 juta dan indeks kemahalan untuk wilayah tersebut adalah 1,2 (120%), maka tarif yang berlaku menjadi Rp12 juta. Penyesuaian ini berlaku untuk seluruh kelompok kasus, baik medis maupun bedah, sehingga mencerminkan perbedaan nyata dalam pengadaan obat, alat kesehatan habis pakai, biaya distribusi, serta tunjangan tenaga kesehatan. Dengan demikian, regionalisasi berfungsi sebagai buffer ekonomi agar rumah sakit di daerah dengan ongkos logistik tinggi tidak mengalami kerugian akibat penerapan tarif seragam nasional.

Special Case Mix Group (Special CMG) adalah kategori khusus dalam INA-CBGs yang diberikan tambahan tarif di luar tarif dasar. Mekanisme ini bertujuan untuk mengurangi risiko keuangan bagi penyedia layanan kesehatan yang menangani kasus-kasus kompleks, berisiko tinggi, atau memerlukan penggunaan teknologi serta obat-obatan dengan harga sangat mahal. Contoh kasus yang dapat masuk special CMG meliputi penyakit langka, perawatan intensif jangka panjang, atau pasien dengan komplikasi berat yang memerlukan intervensi medis spesifik. Tambahan tarif ini diberikan sebagai komponen insentif, sehingga rumah sakit tidak menolak atau mengurangi kualitas pelayanan pada kasus yang tergolong high-cost.

Penggabungan skema regionalisasi dan special CMG dalam penetapan tarif INA-CBGs bertujuan menciptakan sistem pembayaran yang lebih adaptif, realistis, dan berkelanjutan. Regionalisasi memastikan tarif dasar mencerminkan biaya riil di lapangan berdasarkan lokasi, sedangkan special CMG menutup gap biaya ekstra akibat kompleksitas kasus tertentu. Namun, implementasinya memerlukan kontrol perilaku dari kedua belah pihak: BPJS Kesehatan harus mengawasi agar rumah sakit tidak melakukan upcoding atau klaim berlebihan, sementara rumah sakit wajib memastikan pelayanan tetap sesuai standar mutu. Tanpa pengawasan yang ketat, risiko seperti *overutilization, moral hazard*, atau pembengkakan klaim dapat mengganggu keberlanjutan sistem JKN.

Konsep Dasar Formula Pembayaran Top-Up

Formula pembayaran top-up adalah mekanisme tambahan pembayaran di luar tarif standar INA-CBG yang diberikan kepada fasilitas kesehatan (faskes) untuk kasus-kasus atau prosedur tertentu yang memerlukan biaya jauh lebih tinggi dari rata-rata kelompok diagnosis terkait (Case Base Group/CBG). Top-up ini bertujuan menjaga kelayakan pembiayaan agar rumah sakit tidak merugi, terutama pada pelayanan dengan beban biaya besar seperti pemasangan prostesis, tindakan bedah kompleks, penggunaan obat berteknologi tinggi, atau pemeriksaan diagnostik canggih.

Prinsipnya, top-up menjadi kompensasi khusus di luar paket tarif utama, sehingga tidak merusak struktur tarif standar, tetapi tetap mempertahankan kualitas pelayanan bagi pasien.

Top-up tidak diberikan untuk semua kasus, melainkan hanya pada kasus/prosedur terpilih yang telah melalui kajian medis dan finansial. Contohnya:

- Prosedur: Operasi jantung terbuka, pemasangan alat pacu jantung, bedah saraf kompleks.

- Prostesis: Implan sendi, stent jantung, alat bantu dengar implan koklea.

- Pemeriksaan: MRI dengan kontras khusus, PET-Scan, pemeriksaan genetik tertentu.

- Obat tertentu: Obat kanker target therapy, obat hemofilia, atau obat-obat langka yang tidak dapat diganti dengan alternatif lebih murah.

Top-up ini hanya berlaku pada CBG tertentu, artinya sudah ditentukan kode INA-CBG yang berhak menerima tambahan tarif sesuai regulasi.

Pertimbangan Rasio Biaya terhadap Klaim (Cost to Charge Ratio / CCR)

CCR adalah indikator penting dalam menentukan besaran top-up.

Rumus CCR:

CCR = Biaya Riil yang Dikeluarkan RS / Jumlah Klaim yang Diterima dari BPJS

Bila CCR > 1, artinya biaya riil melebihi tarif klaim, sehingga ada potensi kerugian bagi rumah sakit.

Dalam konteks top-up, kasus/prosedur yang memiliki CCR sangat tinggi menjadi kandidat prioritas untuk tambahan pembayaran. Penggunaan CCR mencegah top-up diberikan sembarangan, sekaligus menjadi bukti objektif dalam negosiasi antara BPJS Kesehatan dan asosiasi fasilitas kesehatan.

Mekanisme top-up memberikan manfaat besar dalam mengurangi risiko keuangan rumah sakit, menjaga mutu pelayanan, dan memastikan pasien tetap memperoleh akses terhadap teknologi kesehatan yang mahal.

Namun, tantangannya adalah:

- Potensi moral hazard dari pihak rumah sakit, misalnya memasukkan kasus ke kategori top-up tanpa indikasi klinis yang jelas.
- Keterbatasan dana BPJS, sehingga pemberian top-up harus benar-benar selektif.
- Perlunya standarisasi prosedur klaim dan verifikasi untuk menghindari perbedaan interpretasi antar faskes.

Pengendalian dilakukan melalui:

- Audit medis dan audit klaim secara berkala.
- Sistem verifikasi berbasis elektronik dengan Clinical Pathway.
- Penetapan kriteria klinis yang ketat untuk setiap CBG yang mendapat top-up.

Standar Input dalam Layanan Kesehatan

Standar input adalah acuan minimal sumber daya yang harus tersedia di fasilitas kesehatan (RS, klinik, puskesmas) agar dapat menyelenggarakan pelayanan yang sesuai standar mutu dan aman bagi pasien.

Komponen ini digunakan sebagai tolok ukur kelayakan operasional sesuai regulasi (misalnya PMK No. 56 Tahun 2014 tentang Klasifikasi dan Perizinan RS) dan menjadi dasar dalam audit, akreditasi, maupun perhitungan tarif layanan.

Komponen Utama Standar Input:

1. *Hardware* (Perangkat Fisik), semua sarana dan peralatan medis/non-medis yang digunakan untuk menunjang layanan.

Contoh di rumah sakit:

- Alat medis: mesin CT-Scan, ventilator, EKG, syringe pump.
- Alat non-medis: komputer server, rak penyimpanan obat, cold chain vaccine refrigerator.

Kriteria standar:

- Memenuhi persyaratan teknis dari Kemenkes.
- Lolos uji kalibrasi (untuk alat kesehatan).
- Tersedia sesuai jumlah kebutuhan rasio pasien.

Kaitan ke biaya: Investasi awal tinggi → mempengaruhi tarif INA-CBG bila tidak dikelola efisien.

2. *Infoware* (Data dan Informasi), basis data, protokol, standar prosedur, dan regulasi yang menjadi acuan kerja.

Contoh:

- SOP perencanaan obat.
- Panduan DOEN (Daftar Obat Esensial Nasional).
- Formularium RS.
- Database stok obat dan alat kesehatan.

Peran: Menjadi referensi dalam *decision support system* sehingga keputusan berbasis data, bukan asumsi.

3. SDM (Sumber Daya Manusia), tenaga yang memiliki kompetensi sesuai bidangnya untuk menjalankan pelayanan.

Kriteria: Memenuhi persyaratan kualifikasi dan kompetensi (misalnya Apoteker minimal 1 orang untuk RS kelas D), mempunyai STR/SIP yang berlaku, terlatih dalam sistem farmasi modern, manajemen stok, dan regulasi farmakovigilans.

Keterkaitan: Kualitas SDM → langsung mempengaruhi efisiensi logistik obat dan akurasi perencanaan.

4. *Software* (Perangkat Lunak), aplikasi atau sistem informasi yang membantu pengolahan data, otomasi proses, dan analisis.

Contoh:

- SIMRS (Sistem Informasi Manajemen Rumah Sakit).
- e-Logistik farmasi.
- Sistem pengadaan elektronik (e-purchasing LKPP).
- Aplikasi forecasting kebutuhan obat.

Kriteria standar:

- Terintegrasi antar-unit (farmasi, gudang, ruang rawat, keuangan).
- Memiliki fitur *decision support* untuk rekomendasi stok dan pengadaan.
- Aman dari kebocoran data (sesuai UU Perlindungan Data Pribadi).

5. *Brainware* (Pengguna dan Pengelola Sistem), individu atau tim yang mengoperasikan hardware, software, dan mengolah infoware.

Ciri *brainware* yang ideal:

- Melek teknologi (*digital literacy*).
- Memahami prinsip farmakoekonomi dan manajemen logistik.
- Mampu membaca dan menafsirkan output sistem pengambilan keputusan.

Kaitan: *Brainware* adalah penghubung antara teknologi dan implementasi, sehingga walau sistem canggih, tanpa SDM yang paham, manfaatnya tidak maksimal.

Sistem Pengambilan Keputusan (Decision Support System)

Sistem pengambilan keputusan (SPK) dalam konteks farmasi rumah sakit digunakan untuk:

- Merencanakan kebutuhan obat berdasarkan tren penggunaan dan epidemiologi penyakit.

- Mengoptimalkan pengadaan agar tidak terjadi *overstock* atau *stockout.*

- Mengendalikan biaya melalui pemilihan obat yang cost-effective.

- Mematuhi regulasi seperti Permenkes dan BPJS Formularium Nasional.

Alur umum SPK Farmasi:

1. Input data dari SIMRS dan logistik.

2. Analisis tren penggunaan obat (misal antibiotik tertentu meningkat di musim hujan).

3. Prediksi kebutuhan menggunakan metode *consumption-based* atau *morbidity-based.*

4. Rencana pengadaan dengan mempertimbangkan:

- Anggaran yang tersedia.

- Lead time pemasok.

- Kondisi pasar obat.

5. Distribusi internal yang tepat waktu dan tepat jumlah.

6. Evaluasi pasca-distribusi untuk mengukur akurasi prediksi.

Sistem Farmasi Rumah Sakit: Rantai Proses

Sistem farmasi adalah keseluruhan proses dari perencanaan hingga penggunaan obat, yang idealnya terintegrasi dengan SPK.

1. Perencanaan (*Planning*)

- Berdasarkan DOEN, formularium RS, tren penyakit.
- Menggunakan *ABC-VEN Analysis* (mengklasifikasikan obat berdasarkan nilai dan vitalitas).

2. Pengadaan (*Procurement*)

- Melalui e-catalog atau tender.
- Menjamin kualitas dan harga kompetitif.
- Mempertimbangkan biaya total kepemilikan (*total cost of ownership*).

3. Penyimpanan (*Storage*)

- Mengikuti prinsip *First Expired First Out* (FEFO) atau *First In First Out* (FIFO).
- Memenuhi persyaratan suhu dan kelembapan.

4. Pendistribusian (*Distribution*)

- Berdasarkan permintaan unit pelayanan.
- Menggunakan sistem *unit dose dispensing* untuk efisiensi dan mengurangi kesalahan.

5. Pengendalian (*Control*)

- Audit stok rutin.
- Pelaporan keuangan dan pemakaian.
- Farmakovigilans (pelaporan efek samping obat).

Tantangan:

- Kesenjangan digital antar RS (software tidak terintegrasi).
- Keterbatasan brainware yang memahami analitik.
- Perubahan harga obat yang fluktuatif (butuh update cepat di SPK).
- Ketergantungan pada satu sumber pemasok.

Implikasi:

- RS dengan standar *input* yang baik → mutu pelayanan meningkat, efisiensi biaya terjaga.
- RS dengan *input* lemah → risiko kekosongan obat, pemborosan, klaim BPJS tidak optimal.

Potensi inefisiensi pelayanan rumah sakit dapat muncul dari berbagai aspek yang saling berkaitan, dan jika tidak dikelola dengan baik, dapat berdampak pada meningkatnya biaya operasional sekaligus menurunkan kualitas pelayanan. Salah satu sumber inefisiensi yang sering terjadi adalah pada manajemen farmasi. Inefisiensi dapat muncul akibat perencanaan kebutuhan obat yang tidak akurat, pengadaan yang tidak mempertimbangkan data konsumsi dan masa kedaluwarsa, serta distribusi yang tidak efisien di dalam rumah sakit. Kondisi ini dapat menyebabkan overstock atau kekosongan obat, sehingga berpotensi meningkatkan biaya penyimpanan atau bahkan menimbulkan kerugian karena obat rusak dan tidak dapat digunakan.

Selain itu, penggunaan alat medik habis pakai (AMHP) juga sering menjadi titik rawan inefisiensi. Penggunaan AMHP yang tidak sesuai indikasi medis atau tanpa standar prosedur operasional yang jelas dapat mengakibatkan pemborosan, terutama jika terjadi pemakaian berlebih atau pembuangan alat yang masih layak pakai karena kesalahan teknis. Hal ini tidak hanya berdampak pada pembengkakan biaya rumah sakit, tetapi juga mempengaruhi efektivitas penggunaan sumber daya dalam pelayanan kesehatan.

Pemeriksaan penunjang seperti laboratorium, radiologi, dan tes diagnostik lainnya juga berpotensi menjadi sumber inefisiensi apabila dilakukan secara berlebihan atau berulang tanpa indikasi klinis yang kuat. Overutilisasi pemeriksaan penunjang sering kali disebabkan oleh lemahnya sistem pengambilan keputusan klinis, ketidaklengkapan rekam medis, atau kurangnya koordinasi antarunit pelayanan. Akibatnya, biaya klaim ke pihak pembayar seperti BPJS Kesehatan dapat meningkat tanpa diikuti oleh perbaikan hasil klinis pasien.

Faktor lama rawat atau *length of stay* (LOS) yang melebihi standar juga menjadi salah satu indikator inefisiensi pelayanan. LOS yang terlalu panjang dapat menunjukkan adanya keterlambatan dalam penegakan diagnosis, pengambilan keputusan terapi, atau proses administrasi pemulangan pasien. Kondisi ini tidak hanya menambah beban biaya perawatan, tetapi juga berisiko menurunkan kapasitas rumah sakit dalam menerima pasien baru, sehingga menurunkan produktivitas pelayanan secara keseluruhan.

Oleh karena itu, mengidentifikasi dan mengendalikan potensi inefisiensi pada aspek farmasi, alat medik habis pakai, pemeriksaan penunjang, dan lama rawat menjadi langkah strategis dalam manajemen rumah sakit. Upaya ini memerlukan integrasi sistem informasi kesehatan, penerapan *clinical pathway* yang ketat, serta audit internal secara berkala untuk memastikan bahwa sumber daya digunakan secara optimal, biaya terkendali, dan mutu pelayanan tetap terjaga sesuai standar yang berlaku.

Penggunaan obat yang tidak rasional merupakan salah satu masalah serius dalam pelayanan kesehatan di berbagai negara, termasuk Indonesia. Data menunjukkan bahwa lebih dari 50% seluruh obat yang diresepkan tidak sesuai dengan prinsip penggunaan obat yang tepat, baik dari segi indikasi, dosis, durasi, maupun pemilihan jenis obat. Hal ini tidak hanya berdampak pada rendahnya efektivitas terapi, tetapi juga meningkatkan risiko efek samping, resistensi obat, serta pemborosan sumber daya kesehatan.

Di negara-negara berkembang, termasuk yang memiliki sistem kesehatan yang masih berupaya memperkuat pelayanan primer, tingkat kepatuhan tenaga medis terhadap pedoman klinis masih tergolong rendah. Untuk penyakit-penyakit umum yang ditangani di fasilitas pelayanan primer, proporsi pasien yang mendapatkan pengobatan sesuai pedoman klinis hanya mencapai kurang dari 40% pada pelayanan publik. Angka ini bahkan lebih rendah lagi pada sektor swasta, yaitu sekitar

30%. Rendahnya angka ini mencerminkan adanya kesenjangan yang signifikan antara teori dan praktik di lapangan.

Fenomena ini dapat dipengaruhi oleh berbagai faktor, mulai dari keterbatasan ketersediaan obat sesuai standar, kurangnya pelatihan atau pembaruan pengetahuan tenaga medis, tekanan dari pasien yang menginginkan obat tertentu, hingga faktor komersialisasi dalam praktik pelayanan kesehatan. Di sisi lain, ada pula masalah ketidakteraturan sistem distribusi obat, yang mengakibatkan tenaga medis terpaksa meresepkan obat di luar standar karena ketersediaan yang terbatas.

Dampak dari penggunaan obat yang tidak rasional sangat luas, mulai dari meningkatnya beban biaya kesehatan karena penggunaan obat yang berlebihan atau tidak efektif, meningkatnya angka komplikasi, hingga ancaman jangka panjang berupa resistensi antibiotik yang menjadi masalah kesehatan global. Hal ini pada akhirnya akan menggerus efisiensi sistem kesehatan dan menurunkan kualitas pelayanan rumah sakit maupun fasilitas kesehatan primer.

Untuk mengatasi masalah ini, dibutuhkan intervensi sistemik yang melibatkan regulasi ketat, peningkatan sistem monitoring dan evaluasi resep, edukasi berkelanjutan kepada tenaga medis, serta peningkatan kesadaran masyarakat mengenai penggunaan obat yang benar. Penerapan prinsip penggunaan obat yang rasional bukan hanya menjadi tanggung jawab dokter, tetapi juga melibatkan apoteker, perawat, manajemen rumah sakit, bahkan pasien, sehingga seluruh mata rantai pelayanan kesehatan dapat berjalan secara optimal dan berkelanjutan.

Penggunaan obat yang tidak tepat memberikan dampak ekonomi yang signifikan bagi sistem pelayanan kesehatan, baik secara langsung maupun tidak langsung. Salah satu konsekuensi paling serius adalah meningkatnya resistensi antimikroba (antimicrobial resistance), yang tidak hanya memperpanjang lama perawatan pasien dan meningkatkan kompleksitas terapi, tetapi juga menimbulkan beban finansial yang sangat besar. Di Amerika Serikat, kerugian akibat masalah ini mencapai sekitar US$ 4–5 miliar per tahun, sementara di Eropa mencapai sekitar €

9 miliar per tahun. Angka ini mencerminkan tingginya biaya yang harus ditanggung akibat terapi yang menjadi kurang efektif, kebutuhan obat lini kedua atau ketiga yang lebih mahal, serta dampak pada produktivitas pasien yang menurun.

Selain itu, reaksi obat yang merugikan (adverse drug reaction) dan kesalahan pengobatan (medication error) juga menjadi faktor penting yang menambah beban ekonomi. Diperkirakan, permasalahan ini menelan biaya sekitar 3,4 juta dolar per tahun, yang mencakup biaya perawatan tambahan, intervensi medis untuk menangani efek samping, serta potensi litigasi yang dapat dihadapi fasilitas pelayanan kesehatan. Efek domino dari kejadian ini dapat menurunkan efisiensi operasional rumah sakit dan mengganggu keberlanjutan layanan.

Dari perspektif pengelolaan sumber daya, penggunaan obat yang tidak rasional berpotensi menyebabkan hilangnya sumber daya dalam jumlah besar. Di banyak negara, belanja obat nasional berkisar antara 10% hingga 40% dari total belanja kesehatan. Jika pengadaan, peresepan, dan penggunaan obat tidak dikelola dengan tepat sesuai pedoman, potensi kehilangan sumber daya akan semakin besar. Dana yang seharusnya dapat dialokasikan untuk pengembangan layanan, peningkatan fasilitas, atau pelatihan tenaga kesehatan, justru terbuang sia-sia untuk menutupi inefisiensi tersebut.

Kerugian ekonomi juga dapat muncul secara tidak langsung melalui menurunnya kepercayaan pasien terhadap pelayanan kesehatan (eroded patient confidence). Ketika pasien merasa terapi yang diberikan tidak efektif atau bahkan merugikan, mereka cenderung mencari alternatif pengobatan di luar sistem kesehatan formal. Hal ini tidak hanya mengurangi loyalitas pasien terhadap fasilitas kesehatan, tetapi juga dapat memicu penyebaran informasi negatif yang menggerus reputasi institusi. Reputasi yang buruk pada akhirnya berdampak pada penurunan jumlah pasien dan potensi pemasukan.

Dengan demikian, rumah sakit berada pada posisi yang harus menanggung risiko finansial sekaligus risiko penurunan mutu pelayanan.

Beban ini mencakup biaya langsung akibat perawatan tambahan, kerugian sumber daya akibat inefisiensi, serta biaya tidak langsung yang timbul dari hilangnya kepercayaan masyarakat. Oleh karena itu, pengelolaan penggunaan obat yang tepat, berbasis bukti ilmiah, dan sesuai pedoman klinis menjadi kunci penting untuk menjaga stabilitas keuangan, mempertahankan mutu layanan, dan melindungi keberlanjutan sistem kesehatan.

Inefisiensi pelayanan di rumah sakit sering kali disebabkan oleh tidak adanya kejelasan pada sistem kerja yang berlaku, sehingga proses pelayanan menjadi tidak terarah, tumpang tindih, atau bahkan menimbulkan redundansi yang merugikan. Sistem yang tidak jelas dapat menciptakan kebingungan di antara tenaga kesehatan terkait alur prosedur, pembagian tugas, dan prioritas kerja, yang pada akhirnya menghambat kelancaran pelayanan medis maupun non-medis. Selain itu, adanya aktivitas yang tidak tepat, misalnya pemeriksaan yang berulang tanpa indikasi, penggunaan sumber daya yang tidak sesuai kebutuhan pasien, atau prosedur administratif yang berlebihan dapat memperbesar potensi pemborosan waktu, tenaga, dan biaya. Oleh karena itu, penerapan standar operasional prosedur (SOP) atau panduan pelayanan yang jelas, terukur, dan sesuai regulasi menjadi hal yang krusial untuk meminimalisir potensi inefisiensi. Standar tersebut harus mengacu pada pedoman resmi dari otoritas kesehatan seperti Kementerian Kesehatan atau organisasi profesi, agar setiap tahapan pelayanan dapat berjalan secara seragam, efektif, dan berorientasi pada mutu[xix].

Penerapan panduan atau standar pelayanan kesehatan merupakan salah satu komponen kunci dalam menjamin mutu, efisiensi, dan efektivitas layanan di rumah sakit. Proses ini berawal dari tahap input, yang meliputi seluruh sumber daya yang diperlukan untuk menjalankan pelayanan, termasuk tenaga medis dan non-medis, sarana-prasarana, alat kesehatan, serta ketersediaan informasi yang relevan. Pada tahap ini, manajemen rumah sakit memiliki peran strategis dalam memastikan bahwa sumber daya yang tersedia sesuai dengan kebutuhan, tersertifikasi, dan didukung oleh kebijakan yang selaras dengan peraturan perundangan. Peran dokter menjadi sentral karena mereka bertindak sebagai pengambil keputusan klinis, yang mengintegrasikan keilmuan, pengalaman, dan evidence-based medicine (EBM) untuk menentukan pilihan intervensi terbaik bagi pasien.

Tahap berikutnya adalah proses, yang mengacu pada pelaksanaan pelayanan medis secara sistematis dan terorganisir. Salah satu pendekatan yang digunakan untuk mengoptimalkan proses ini adalah *clinical pathway* sebuah dokumen terstruktur yang memandu langkah-langkah klinis mulai dari diagnosis, terapi, pemantauan, hingga evaluasi, sesuai dengan panduan praktik klinis (*clinical practice guidelines*) dan *Pedoman Nasional Pelayanan Kedokteran* (PNPK). *Clinical pathway* dirancang untuk mengurangi variasi pelayanan yang tidak perlu, meningkatkan koordinasi antarprofesi, serta mempercepat alur penanganan pasien tanpa mengorbankan mutu. Di dalamnya, aspek efisiensi tercapai melalui pengurangan pemborosan sumber daya, sedangkan efektivitas terjamin dengan penerapan intervensi yang terbukti bermanfaat melalui kajian berbasis bukti ilmiah (*evidence-based medicine*).

Selain itu, penerapan panduan ini juga perlu diselaraskan dengan prinsip *Health Technology Assessment* (HTA), yakni suatu metode evaluasi yang menilai manfaat klinis, keamanan, biaya, dan implikasi etis dari suatu teknologi atau prosedur medis sebelum diadopsi secara luas. HTA memberikan landasan ilmiah untuk memastikan bahwa intervensi yang dipilih tidak hanya efektif secara klinis, tetapi juga efisien dari sisi pembiayaan, relevan dengan kebutuhan populasi, dan layak secara sosial. Dalam konteks EBM, HTA membantu dokter dan manajemen rumah sakit memutuskan teknologi, obat, atau prosedur mana yang memiliki rasio manfaat terhadap risiko dan biaya yang paling optimal.

Tahap akhir adalah output atau outcome, yaitu hasil yang diperoleh dari proses pelayanan. Output biasanya berupa indikator kinerja seperti tingkat penyelesaian prosedur, lama rawat inap, atau jumlah pasien yang pulih sesuai target, sedangkan outcome berfokus pada dampak jangka panjang terhadap kesehatan pasien, seperti peningkatan kualitas hidup, penurunan angka kesakitan, dan pencegahan komplikasi. Evaluasi terhadap output dan outcome menjadi dasar untuk melakukan *feedback loop* ke tahap input dan proses, sehingga terjadi perbaikan berkelanjutan (*continuous quality improvement*). Dengan demikian, integrasi antara manajemen yang kuat, keputusan klinis yang berbasis bukti, penerapan *clinical pathway* yang sesuai PNPK, serta penggunaan HTA dalam pengambilan keputusan akan menciptakan pelayanan kesehatan yang tidak hanya efisien dan efektif, tetapi juga berkelanjutan dan berorientasi pada keselamatan pasien.[xx]

Panduan atau standar dalam pelayanan kesehatan merupakan kerangka kerja yang mengatur alur mulai dari *input*, *proses*, hingga *output* atau *outcome* yang diharapkan. Pada tahap *input*, komponen yang terlibat meliputi sumber daya manusia, peralatan, teknologi, serta informasi yang dikelola secara tepat. Proses pelayanan berkaitan erat dengan manajemen rumah sakit, peran dokter, serta pengaturan alur kerja yang efisien dan efektif. Efisiensi dan efektivitas ini dicapai melalui penerapan *clinical pathway*, yaitu jalur klinis yang terorganisir dan berbasis bukti (*evidence-based*), yang mengintegrasikan *panduan praktik klinik* serta *Pedoman Nasional Pelayanan Kedokteran* (PNPK) sebagai acuan baku dalam tata laksana pasien. Setelah tahap proses berjalan sesuai standar, maka hasil yang dihasilkan (*output*) dapat diukur dalam bentuk pencapaian luaran klinis (*outcome*), seperti peningkatan kualitas hidup pasien, penurunan angka kesakitan, dan optimasi biaya perawatan.

Dalam konteks ini, *Health Technology Assessment* (HTA) dan *Evidence-Based Medicine* (EBM) menjadi fondasi penting untuk memastikan bahwa setiap keputusan klinis dan penggunaan teknologi kesehatan didasarkan pada bukti ilmiah terbaik yang tersedia. HTA berperan dalam menilai manfaat, risiko, dan biaya dari suatu intervensi medis atau teknologi kesehatan, sedangkan EBM memastikan bahwa panduan klinis selalu terbarui dan relevan dengan perkembangan penelitian terbaru. Kombinasi keduanya memungkinkan pelayanan kesehatan berjalan tidak hanya efektif dan aman, tetapi juga berdaya guna dalam pemanfaatan sumber daya secara optimal.

Penerapan Clinical Pathways Berdampak Pada Penurunan Komplikasi Selama Perawatan di Rumah Sakit

Clinical pathways merupakan pendekatan terstruktur dalam pelayanan kesehatan yang dirancang untuk mengintegrasikan praktik profesional, meningkatkan hasil klinis pasien, mengurangi lama perawatan di rumah sakit, serta menurunkan biaya operasional secara signifikan. Hasil penelitian menunjukkan bahwa penerapan clinical pathways dapat menurunkan angka mortalitas rumah sakit dengan odds ratio (OR) 0,84 pada interval kepercayaan (confidence interval/CI) 95% antara 0,64 hingga 1,11, yang mengindikasikan adanya tren penurunan kematian meskipun secara statistik tidak signifikan. Dampak positif lainnya terlihat pada penurunan angka rawat inap ulang (readmission) dengan OR 0,60 (95% CI 0,32 hingga 1,13), yang mencerminkan bahwa pasien yang dirawat dengan panduan clinical pathways memiliki kemungkinan lebih kecil untuk kembali dirawat dalam jangka waktu tertentu, walaupun efek ini juga belum mencapai signifikansi statistik.

Dari aspek efisiensi biaya, penerapan clinical pathways terbukti memberikan penghematan yang bermakna, dengan penurunan biaya rumah sakit sebesar OR −0,52 (95% CI −0,78 hingga −0,26), menunjukkan bahwa pendekatan ini dapat mengurangi beban ekonomi tanpa mengorbankan kualitas pelayanan. Pengaruhnya terhadap lama perawatan juga signifikan, di mana terdapat pengurangan rata-rata lama tinggal di rumah sakit sebesar 1,67 hari (95% CI −2,73 hingga −0,62), yang berarti pasien dapat pulih dan kembali ke lingkungan rumah lebih cepat, mengurangi risiko infeksi nosokomial serta mempercepat rotasi tempat tidur untuk pasien lain.

Selain itu, penerapan clinical pathways berdampak pada penurunan komplikasi selama perawatan di rumah sakit dengan OR 0,58 (95% CI 0,36 hingga 0,94), yang secara statistik signifikan menunjukkan bahwa intervensi ini mampu meminimalkan risiko kejadian yang tidak diinginkan selama rawat inap. Hal ini disebabkan oleh adanya koordinasi yang lebih baik antara tenaga medis, penerapan protokol yang seragam, dan pemantauan pasien yang lebih terstruktur.

Secara keseluruhan, data tersebut menggambarkan bahwa meskipun tidak semua indikator outcome mencapai signifikansi statistik, tren yang dihasilkan dari penerapan clinical pathways menunjukkan arah yang positif dalam berbagai aspek pelayanan kesehatan. Implementasi yang konsisten dan adaptasi terhadap konteks lokal berpotensi untuk memaksimalkan manfaatnya, baik dalam peningkatan mutu klinis maupun efisiensi operasional rumah sakit.

Dengan demikian, clinical pathways dapat dianggap sebagai salah satu strategi evidence-based yang efektif dalam reformasi pelayanan kesehatan, terutama jika dikombinasikan dengan pengawasan mutu, evaluasi berkelanjutan, serta pelatihan tenaga kesehatan untuk memastikan bahwa praktik klinis tetap sesuai dengan panduan yang telah disepakati.

Alur Klaim INA-CBG di Rumah Sakit Berbasis Pada Output

Alur klaim INA-CBG di rumah sakit yang berbasis pada output merupakan suatu mekanisme terintegrasi yang dimulai dari tahapan pasien dinyatakan pulang oleh dokter penanggung jawab pelayanan. Pada tahap ini, bagian rekam medis menerima resume medis yang telah diisi oleh dokter, berisi informasi klinis lengkap yang meliputi diagnosis utama, diagnosis sekunder, prosedur medis yang dilakukan, serta kode penyakit dan tindakan sesuai ICD-10 dan ICD-9-CM. Data ini mencakup setidaknya 21 variabel penting yang menjadi acuan dalam proses pengelompokan kasus. Seluruh informasi tersebut kemudian diinput ke dalam perangkat lunak INACBGs untuk dilakukan grouping atau pengelompokan berdasarkan kesamaan karakteristik klinis dan sumber daya yang digunakan selama perawatan pasien.

Selain informasi klinis, alur klaim juga melibatkan pengolahan data sosial pasien yang berasal dari sistem informasi rumah sakit. Data ini mencakup identitas lengkap seperti nomor identitas, nama pasien, jenis kelamin, tanggal lahir, alamat, serta data demografis lainnya yang juga terdiri dari 21 variabel penting. Data sosial ini tidak hanya berfungsi untuk verifikasi administratif, tetapi juga diperlukan dalam proses grouping di aplikasi INACBGs agar pengelompokan dapat dilakukan secara akurat sesuai ketentuan yang berlaku. Integrasi antara data sosial dan data klinis menjadi kunci untuk memastikan kelancaran proses klaim.

Tahap selanjutnya adalah proses grouping oleh software INACBGs yang mengklasifikasikan kasus pasien ke dalam kelompok diagnosis terkait (case-mix group) berdasarkan kesamaan kondisi medis dan sumber daya yang digunakan. Proses grouping ini menghasilkan kode INA-CBGs yang bersifat unik untuk setiap kelompok kasus. Kode tersebut secara langsung mempengaruhi besaran tarif yang akan diterima rumah sakit, karena setiap kode INA-CBGs telah memiliki tarif baku yang ditetapkan oleh Kementerian Kesehatan.

Setelah kode INA-CBGs dan tarifnya ditentukan, rumah sakit dapat memproses klaim ke Pusat Pembiayaan dan Jaminan Kesehatan (P2JK) Kementerian Kesehatan. Klaim ini diajukan secara elektronik melalui sistem yang telah terintegrasi antara rumah sakit dan P2JK. Ketepatan data yang diinput, baik klinis maupun administratif, sangat menentukan kelancaran proses verifikasi dan pencairan klaim. Apabila ditemukan ketidaksesuaian atau kekurangan data, klaim dapat tertunda atau bahkan ditolak, sehingga diperlukan koordinasi yang baik antara dokter, petugas rekam medis, bagian klaim, dan manajemen rumah sakit.

Dengan demikian, alur klaim INA-CBG berbasis output menuntut keterpaduan antara aspek klinis dan administratif sejak pasien dinyatakan pulang hingga klaim diajukan ke P2JK. Setiap tahap memiliki peran yang saling terkait, dan keberhasilan proses ini sangat bergantung pada ketepatan pengisian rekam medis, kelengkapan data sosial, serta akurasi kode diagnosis dan prosedur yang digunakan dalam grouping. Proses ini tidak hanya berorientasi pada pemenuhan tuntutan administratif, tetapi juga menjadi indikator efisiensi, efektivitas, dan kualitas manajemen rumah sakit secara keseluruhan.

Dalam sistem klaim berbasis INA-CBG di rumah sakit, proses grouping sangat dipengaruhi oleh beberapa komponen utama yang bersumber dari data klinis pasien. Primary diagnosis atau diagnosis utama menjadi titik awal yang menentukan kategori diagnostik mayor atau Major Diagnostic Category (MDC) serta Caemix Major Group (CMG) yang relevan. Diagnosis utama ini mencerminkan kondisi medis paling signifikan yang menjadi alasan pasien dirawat. Selanjutnya, secondary diagnosis atau diagnosis sekunder berperan dalam menentukan tingkat keparahan atau severity level, yang juga memiliki kode khusus. Tingkat keparahan ini mempengaruhi kompleksitas kasus dan secara langsung berdampak pada penentuan tarif INA-CBG. Selain itu, prosedur medis yang dilakukan terhadap pasien, baik prosedur utama maupun tambahan, memiliki kode tersendiri yang turut dimasukkan dalam proses pengelompokan. Kombinasi dari kode diagnosis utama, diagnosis sekunder, dan prosedur akan diproses melalui sistem untuk menghasilkan CMG grouping yang sesuai.

Mutu rekam medis menjadi faktor krusial dalam menentukan keakuratan grouping. Rekam medis yang lengkap, akurat, dan terdokumentasi dengan baik memungkinkan proses pengkodean medis atau coding dilakukan secara tepat. Coding yang akurat akan memastikan bahwa pasien ditempatkan pada kelompok CBG yang benar, yang pada akhirnya mempengaruhi penentuan tarif INA-CBG. Kesalahan atau ketidaklengkapan dalam rekam medis dapat menyebabkan kesalahan coding, yang akan berdampak pada penempatan grouping yang tidak tepat dan berpotensi merugikan pihak rumah sakit baik dari sisi finansial maupun kualitas pelaporan data.

Secara keseluruhan, hubungan antara mutu rekam medis, proses coding, dan hasil grouping bersifat linier. Rekam medis yang berkualitas tinggi memudahkan petugas koding untuk menentukan kode diagnosis dan prosedur yang tepat, sehingga menghasilkan grouping yang akurat dan tarif klaim yang sesuai. Oleh karena itu, rumah sakit perlu memastikan kepatuhan terhadap standar dokumentasi medis dan meningkatkan kompetensi petugas koding sebagai bagian dari upaya optimalisasi klaim INA-CBG.

Ketidakakuratan Klasifikasi & Kodefikasi yang Berakar pada Manajemen Informasi Kesehatan

Satu simpul kritis dalam operasi INA-DRG/INA-CBG: ketidakakuratan pada tahap klasifikasi dan kodifikasi klinis yang bersumber dari mutu rekam medis dan manajemen informasi kesehatan yang kemudian memicu distorsi finansial, perilaku pencatatan yang berubah (mis-coding/upcoding), serta menurunkan kualitas pengukuran kinerja rumah sakit. Pada tingkat praktis, INA-CBG berfungsi sebagai sistem pembayaran prospektif berbasis kelompok kasus: hasil akhir dari proses klasifikasi (kode penyakit, kode prosedur, severity) menentukan kelompok CBG, dan kelompok CBG menentukan besaran klaim. Karena itu ketepatan setiap elemen input (diagnosis utama, diagnosis sekunder, prosedur, atribut demografis dan administratif biasanya ~21 variabel) menjadi determinan langsung bagi kebenaran grouping dan kewajaran pembayaran; ketika input itu cacat, seluruh alur pembayaran dan pengukuran mutu menjadi rapuh[xxi].

Untuk memahami sumber kesalahan perlu dibedah dulu aspek teknis klasifikasi dan kodefikasi yang dipakai dalam INA-CBG. Sistem grouping di Indonesia awalnya menggunakan UNU-CBG (UNU-IIGH Casemix Grouper) yang memakai ICD-10 untuk diagnosis dan ICD-9-CM untuk prosedur; setiap episode pasien dipetakan melalui struktur CMG/CBG dengan penentuan tingkat keparahan (severity level) yang menggabungkan keberadaan komorbiditas/komplikasi. Implementasi praktisnya memerlukan pengisian lengkap diagnosis utama, diagnosis sekunder yang relevan (untuk menghitung severity), dan semua prosedur yang dilakukan semua diberi kode menurut standar internasional. Hanya bila rekam medis mendukung, coder dapat mengekstrak kode yang benar; jika rekam medis miskin (kalimat tidak jelas, singkatan yang tidak terstandar, dokumentasi tindakan yang hilang), coder harus menebak atau mengandalkan asumsi, sehingga risiko mis-classification naik. Dalam konteks Indonesia, pengembangan grouper lokal (INA-Grouper) sedang dipacu agar mencerminkan praktik klinik dan pola pemakaian sumber daya nasional tetapi perubahan grouper juga menuntut konsistensi data yang lebih besar [xxii].

Dari sisi manajemen informasi kesehatan, tantangan utama meliputi ketiadaan rekam medis elektronik terstruktur (atau struktur yang belum terintegrasi), kualitas data yang fluktuatif antar unit layanan, kapasitas coding yang terbatas, dan proses alur kerja klaim yang rentan kesalahan. Banyak rumah sakit masih bergantung pada resume medis tertulis atau SIMRS yang belum mengarahkan dokter untuk menulis diagnosis secara lengkap dan spesifik; akibatnya coder memperoleh data tidak lengkap sehingga grouping menghasilkan kode CBG yang salah atau incompletely coded episodes. Ketidakterpaduan antara sistem rekam medis, sistem penunjang (laboratorium/radiologi), dan sistem klaim/keuangan memperbesar delay dan kebutuhan koreksi manual, serta membuka peluang perbedaan interpretasi antara rumah sakit dan BPJS dalam proses verifikasi klaim. Implementasi modul "code-assist" dan integrasi grouper batch ke SIMRS dapat memperbaiki efisiensi, tetapi hanya efektif bila data klinis yang masuk sudah berkualitas [xxiii] [xxiv].

Insentif ekonomi yang melekat pada skema INA-CBG menambah kerumitan: perbedaan tarif antar tingkat severity atau antar CBG memberi insentif finansial untuk memilih kode yang menaikkan tarif (upcoding) bila verifikasi lemah. Bukti empiris dari Indonesia menunjukkan adanya respons coding terhadap perubahan harga artinya sebagian rumah sakit menyesuaikan praktik pencatatan mereka ketika tarif relatif untuk severity tertentu berubah; hal ini disebut fenomena "discretionary coding" atau DRG-creep, dan studi kuantitatif pada data klaim JKN menemukan korelasi antara perubahan tarif dan perubahan distribusi severity yang dilaporkan. Implikasi praktisnya adalah bahwa tanpa kontrol kualitas coding dan audit yang memadai, sistem akan mengalami pergeseran insentif yang merusak keadilan pembayaran dan mengaburkan sinyal-kinerja klinis [xxv].

Ketidaktepatan grouping berujung pada beberapa dampak nyata: pertama, distorsi finansial rumah sakit bisa mengalami pendapatan yang tidak sesuai (baik rugi jika tarif tidak mencerminkan kompleksitas yang sesungguhnya, maupun keuntungan artifisial bila upcoding terjadi), dan BPJS dapat menghadapi klaim berlebih; kedua, metrik mutu menjadi terkontaminasi indikator seperti Case Mix Index (CMI), lama rawat, mortalitas dan komplikasi sulit ditafsirkan bila kelompok kasus salah; ketiga, administrasi klaim menjadi lebih rumit klaim ditolak atau diperpanjang verifikasinya karena ketidaksesuaian dokumentasi, menimbulkan masalah cash-flow. Studi perbandingan biaya nyata versus tarif INA-CBG di beberapa rumah sakit memperlihatkan variabilitas beberapa penelitian menunjukkan real cost lebih rendah dari tarif (surplus), sementara studi lain menunjukkan gap yang berbeda menurut diagnosis, menegaskan bahwa masalah tidak sederhana dan sangat bergantung pada kualitas costing serta praktik pencatatan rumah sakit [xxvi].

Menyelesaikan masalah ini membutuhkan pendekatan sistemik yang menggabungkan standar klinis, capacity building, teknologi, dan tata kelola data. Pertama, peningkatan mutu dokumentasi klinik harus menjadi prioritas dokter perlu diarahkan menulis diagnosis dengan spesifisitas ICD yang memadai, menyatakan komorbiditas dan komplikasi secara eksplisit, dan mencatat semua prosedur dalam format yang dapat di-code; program Clinical Documentation Improvement (CDI) yang melibatkan dokter, perawat, apoteker dan coder telah terbukti efektif di banyak setting. Kedua, profesional coding perlu disertifikasi dan diberi akses pada tools pembantu seperti code-assist, serta rutin mengikuti audit internal dan eksternal untuk mendeteksi inkonsistensi. Ketiga, integrasi SIMRS dengan grouper (batch atau API) serta alur kerja e-claim otomatis harus disertai validasi data real-time sehingga kesalahan dapat ditandai sebelum klaim diajukan. Keempat, kebijakan tarif dan mekanisme verifikasi harus seimbang: penyesuaian tarif dan regionalisasi perlu, tetapi disertai penguatan mekanisme audit untuk menahan praktik discretionary coding [xxvii].

Di ranah kebijakan, aturan teknis INA-CBG yang dipublikasikan oleh Kementerian Kesehatan (Permenkes) serta pedoman implementasi menjadi kerangka legal untuk manajemen kelompok kasus dan verifikasi klaim; namun regulasi saja tidak cukup tanpa investasi pada kapasitas sistem informasi kesehatan nasional (data interchange standards, terminologi terstandar, dan repositori klaim nasional untuk benchmarking yang transparan). Pengembangan INA-Grouper lokal merupakan langkah strategis untuk menyesuaikan logika grouping dengan praktik klinis Indonesia, tetapi transisi ini harus diiringi program validasi, recalibration tarif berbasis cost-study yang representatif, dan program pendidikan nasional untuk coder dan klinisi [xxviii].

Secara ringkas, problem sentral yang berulang dalam implementasi INA-DRG/INA-CBG adalah bahwa sistem klasifikasi dan kodefikasi yang semestinya menjadi tulang punggung pembiayaan berbasis episode mudah runtuh jika mutu rekam medis dan manajemen informasi tidak kuat. Dampaknya melintasi domain: finansial, klinis, operasional, dan kebijakan. Oleh karena itu solusi yang efektif harus multipronged menggabungkan perbaikan dokumentasi klinis, profesionalisasi coding, integrasi teknologi informasi, audit dan governance yang jelas, serta kebijakan tarif yang responsif namun diawasi secara ketat agar INA-CBG dapat berfungsi sebagai instrumen pembayaran yang adil, efisien, dan mendukung mutu layanan kesehatan nasional [xxix].

Daftar Pustaka

| Sistem Indonesia Diagnosis Related Groups

[i] Rivany, R. (2009). Indonesia Diagnosis Related Groups. Kesmas: National Public Health Journal, 4(1), 1–6. https://doi.org/10.21109/kesmas.v4i1.194

[ii] Idris, F., Widiasih, D., & Nurwidyaningtyas, N. (2020). Sistem Pembayaran Mixed Method INA-CBGs dan Global Budget di Rumah Sakit: Tahap 1 Uji Coba Mixed Method INA-CBGs–Global Budget di Indonesia. Jurnal Ekonomi Kesehatan Indonesia, 5(2), 123–132. https://doi.org/10.7454/eki.v5i2.4819

[iii] Subekti, A. (2010). Perbandingan antara tarif INA-DRG dan biaya riil tindakan medis operatif di RSUP Dr. Mohammad Hoesin Palembang. Jurnal Manajemen Pelayanan Kesehatan, 13(3), 131–138. https://jurnal.ugm.ac.id/jmpk/article/view/2631

[iv] Fauzi, M. (2011). Evaluasi implementasi tarif INA-DRG pada kasus stroke non-hemoragik di RSUD Panti Waluya Surakarta. Tesis, Universitas Gadjah Mada. https://etd.repository.ugm.ac.id/penelitian/detail/52038

[v] Du, J., Shen, Y., & Xia, X. (2022). Understanding the Public Policy of Global Budget Payment Reform Improves the Quality of Public Healthcare From the Perspective of Patients in China. *Frontiers in Public Health*. https://doi.org/10.3389/fpubh.2022.935538

[vi] Naderi, S., Eybpoosh, S., & Nejati, M. (2022). Health Economics; Retrospective (FFS) versus Prospective (DRG, Global,..) Reimbursement Systems and COVID-19 in the Health Sectors of Iran and the World. *Journal of Global Health*, 12, 11004. https://doi.org/10.7189/jogh.12.11004

[vii] https://peraturan.bpk.go.id/Details/153871/permenkes-no-69-tahun-2013

[viii] Nicholls, S., Cullen, R., O'Neill, S., & Halligan, A. (2000). Clinical governance: its origins and its foundations. *British Journal of Clinical Governance*, 5(3), 172–178. https://doi.org/10.1108/14777270010734055

[ix] Wardhani, V., Utarini, A., van Dijk, J. P., Post, D., & Groothoff, J. W. (2009). Determinants of quality management systems implementation in hospitals. *Health Policy*, 89(3), 239–251. https://doi.org/10.1016/j.healthpol.2008.06.008

[x] Scally, G., & Donaldson, L. J. (1998). Clinical governance and the drive for quality improvement in the new NHS in England. *BMJ*, 317(7150), 61–65. https://doi.org/10.1136/bmj.317.7150.61

[xi] Departemen Kesehatan Republik Indonesia. (2020). *Standar Nasional Akreditasi Rumah Sakit (SNARS) Edisi 1.1.* Jakarta: Depkes RI.

[xii] Braithwaite, J., & Travaglia, J. F. (2008). An overview of clinical governance policies, practices and initiatives. *Australian Health Review*, 32(1), 10–22. https://doi.org/10.1071/AH080010

[xiii] Analisis Prinsip Pembiayaan Kesehatan dalam Mendukung JKN (2023). *Jurnal Administrasi Publik, 15*(2), 60–78. https://doi.org/10.20473/jap.v15i2.49582

[xiv] *Keputusan Menteri Kesehatan Republik Indonesia Nomor 340/MENKES/PER/III/2010 tentang Klasifikasi Rumah Sakit.* (dokumen resmi; kriteria kelas A–D). https://pelayanan.jakarta.go.id/download/regulasi/peraturan-menteri-kesehatan-nomor-340-tentang-klasifikasi-rumah-sakit.pdf.

[xv] *Peraturan Menteri Kesehatan Nomor 26 Tahun 2021 tentang Pedoman Indonesian Case Base Groups (INA-CBG) dalam Pelaksanaan Jaminan Kesehatan.* (ketentuan teknis grouping, episode, top-up, dll.). https://manuver.tireg7.net/wp-content/uploads/2022/08/Permenkes-26-Tahun-2021-PEDOMAN-INDONESIAN-CASE-BASE-GROUPS-INA-CBG.pdf

[xvi] Satibi S., Andayani TM, Endarti D., dkk. (2019). *Comparison of Real Cost Versus the Indonesian Case Base Groups (INA-CBGs) tariff rates among patients of high-incidence cancers under the National Health Insurance Scheme. https://pmc.ncbi.nlm.nih.gov/articles/PMC6485568/*

[xvii] Hadning I., Fitriannisa F., Ridwan M., dkk. (2020). *Cost Analysis of Indonesia Case Based Groups (INA-CBGs) Tariff for Stroke Patients.* Jurnal Manajemen dan Pelayanan Farmasi. DOI: 10.22146/jmpf.46720. https://jurnal.ugm.ac.id/jmpf/article/view/46720

[xviii] Peraturan Menteri Kesehatan Nomor 3 Tahun 2023 tentang Standar Tarif Pelayanan Kesehatan dalam Penyelenggaraan Program Jaminan Kesehatan. https://peraturan.bpk.go.id/Details/275518/permenkes-no-3-tahun-2023

[xix] Kementerian Kesehatan Republik Indonesia. (2018). *Peraturan Menteri Kesehatan Republik Indonesia Nomor 44 Tahun 2018 tentang Penyelenggaraan Pelayanan Kesehatan di Rumah Sakit.* Jakarta: Kementerian Kesehatan RI. https://peraturan.bpk.go.id/Details/152555/permenkes-no-44-tahun-2018

[xx] Sackett, D. L., et al. (1996). Evidence-based medicine: what it is and what it isn't. *BMJ*, 312(7023), 71–72. https://doi.org/10.1136/bmj.312.7023.71

[xxi] Chalkley M, Hidayat B, Ramadani RV, Aragón MJ. *The sensitivity of hospital coding to prices: evidence from Indonesia.* Int J Health Econ Manag.

2021;22(2):147–162. doi:10.1007/s10754-021-09312-7 https://pmc.ncbi.nlm.nih.gov/articles/PMC9090886/

[xxii] Satibi S, Andayani TM, Endarti D, et al. *Comparison of Real Cost Versus the Indonesian Case Base Groups (INA-CBGs) Tariff Rates Among Patients of High-Incidence Cancers Under the National Health Insurance Scheme.* Asian Pac J Cancer Prev. 2019;20(1):117–122. doi:10.31557/APJCP.2019.20.1.117. https://pmc.ncbi.nlm.nih.gov/articles/PMC6485568/

[xxiii] Al-Junid, Syed & Aljunid, Syed & Ahmed, Zafar & Mustaffa, Hasrul & Syed Abdul Rahman, Syed Mohamad Hamzah. (2014). Development of UNU-Casemix Grouper standard integration tool kit for hospital information system (HIS) in selected hospitals in Malaysia and Indonesia. BMC Public Health. 14. P17. 10.1186/1471-2458-14-S1-P17. http://dx.doi.org/10.1186/1471-2458-14-S1-P17

[xxiv] Chalkley, M., Hidayat, B., Ramadani, R. V., & Aragón, M. J. (2022). The sensitivity of hospital coding to prices: evidence from Indonesia. *International journal of health economics and management, 22*(2), 147–162. https://doi.org/10.1007/s10754-021-09312-7

[xxv] Chalkley, M., Hidayat, B., Ramadani, R. V., & Aragón, M. J. (2022). The sensitivity of hospital coding to prices: evidence from Indonesia. *International journal of health economics and management, 22*(2), 147–162. https://doi.org/10.1007/s10754-021-09312-7

[xxvi] Satibi, S., Andayani, T. M., Endarti, D., Suwantara, I. P. T., & Agustini, N. P. D. (2019). Comparison of Real Cost Versus the Indonesian Case Base Groups (INA-CBGs) Tariff Rates Among Patients of High- Incidence Cancers Under the National Health Insurance Scheme. *Asian Pacific journal of cancer prevention : APJCP, 20*(1), 117–122. https://doi.org/10.31557/APJCP.2019.20.1.117

[xxvii] Aljunid, S., Hamzah, S., Mutalib, S. *et al.* The UNU-CBGs: development and deployment of a real international open source Casemix grouper for resource challenged countries. *BMC Health Serv Res* **11** (Suppl 1), A4 (2011). https://doi.org/10.1186/1472-6963-11-S1-A4

[xxviii] *Peraturan Menteri Kesehatan Nomor 76 Tahun 2016 tentang Pedoman Indonesian Case Base Groups (INA-CBG) dalam Pelaksanaan Jaminan Kesehatan.* (Permenkes 76/2016). https://peraturan.bpk.go.id/Details/114633/permenkes-no-76-tahun-2016

[xxix] Chalkley, M., Hidayat, B., Ramadani, R. V., & Aragón, M. J. (2022). The sensitivity of hospital coding to prices: evidence from Indonesia. *International journal of health economics and management, 22*(2), 147–162. https://doi.org/10.1007/s10754-021-09312-7

www.ingramcontent.com/pod-product-compliance
Lightning Source LLC
LaVergne TN
LVHW060306051026
849517LV00003B/988
* 9 7 9 8 2 3 2 6 7 2 9 4 2 *